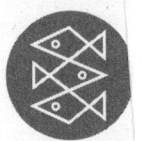

Fast jeder hat schon mal kontrolliert, ob die Haustür auch wirklich abgeschlossen oder der Herd tatsächlich aus ist. Sandra Winkler hat ein ganzes Arsenal an Macken – sie prüft unter anderem täglich, ob die Fußmatten der Nachbarn im rechten Winkel liegen und nervt ihren Freund mit ihrer Lärmempfindlichkeit. Dieser hat ihr nun ein Ultimatum gestellt.

Von Ticks, und ob man sie in 111 Tagen zum Beispiel durch Coaching oder Hypnose wieder loswird, erzählt Sandra Winkler wunderbar selbstironisch, sympathisch und unterhaltsam in ihrem Buch.

*Sandra Winkler* wurde 1973 geboren und arbeitet heute als Journalistin in Berlin. Ihre Texte sind u. a. in Welt am Sonntag, Vanity Fair, Stern und Zeit erschienen. Während ihr erstes Buch »Männerpolitur« von den Marotten der Männer handelt, beschäftigt sie sich in ihrem aktuellen Buch mit den eigenen Macken und wie sie sie wieder loswird.

*Weitere Informationen, auch zu E-Book-Ausgaben, finden Sie bei www.fischerverlage.de*

Sandra Winkler

# ER NANNTE MICH FRÄULEIN GAGA

Macken, Ticks
und meine Versuche, sie in
111 Tagen loszuwerden

FISCHER Taschenbuch

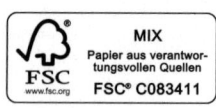

Erschienen bei FISCHER Taschenbuch,
Frankfurt am Main, Oktober 2013

© S. Fischer Verlag GmbH, Frankfurt am Main 2013
Satz: Pinkuin Satz und Datentechnik, Berlin
Druck und Bindung: CPI books GmbH, Leck
Printed in Germany
ISBN 978-3-596-19661-6

# INHALT

# ER NANNTE MICH FRÄULEIN GAGA

Der Hilfstrupp war angerückt. Was für Charlie seine Engel oder für Donald Duck Tick, Trick und Track darstellen, sind für mich die drei »*Ans*«: *Annabelle, Annie* und *Anke.* Einen Tag nach der SMS saßen wir abends in der Wohnung, in der Martin und ich nun schon seit drei Jahren zusammenlebten, vor einem Topf Nudeln mit Sauce – aus dem Glas. Ich hatte jetzt andere Probleme, als mich um ein perfektes Menü zu kümmern. Annabelle hatte Champagner mitgebracht.

»Es gibt zwar keinen Anlass zum Feiern, aber auch in schlechten Zeiten sollte man sich etwas gönnen. Oder gerade dann«, sagte sie und schenkte ein.

Dass es sich hier um schlechte Zeiten handelte, hatte ich den Ans mehr als deutlich auf ihre Mailboxen gesprochen. Kein Mitglied der Kriseneinheit war ans Telefon gegangen. Das war ich gewohnt. Personalchefin Annabelle war wie so oft den ganzen Tag beruflich unterwegs gewesen. Anke arbeitet bei einem Verlag und hat zwei Kinder. Dass sie nicht einfach mal eben ans Telefon gehen konnte, erklärt sich also von selbst. Annie steht irgendwie immer unter Stress. Woran sie selbst schuld ist. Sie musste immer 100 Prozent geben, egal, ob in ihrem früheren Job als Marketingberaterin, zuletzt als Referendarin oder – wie nun – als Gymnasiallehrerin.

»Was ist denn eigentlich passiert?«, fragte Annie, die etwas später gekommen war und sich erschöpft auf einen Stuhl fallen ließ. »Ich hab deine Nachricht gar nicht zu Ende abgehört.«

Noch einmal fasste ich zusammen: Wie ich Auto fahren wollte, aber nicht konnte, der Ärger mit dem unauffindbaren Bus und der Streit im Taxi, wie Martin wegen mir fast seinen Flug verpasste, wir uns lieblos verabschiedet hatten und ich das Ultimatum bekam. Ich reichte mein Handy mit der SMS auf dem Display herum. Annabelle, die Direkteste der drei Ans, sagte zuerst etwas.

»Du kannst aber auch ganz schön anstrengend sein. Der arme Martin.« Sie lachte zwar – doch ich ahnte, dass sie tatsächlich so dachte.

»Aber was genau meint er denn? Du hast ja so einige – na, wie soll ich sagen? – Eigenarten«, fragte Annie und zog ihren streng gebundenen Zopf noch straffer.

Na, das fing ja gut an. Ich hatte insgeheim auf einen Tröste-Marathon gehofft: Der Mann spinnt doch, seine Reaktion ist ja so übertrieben wie vier Sorten Käse auf einer Pizza, oder so ähnlich. Aber nein, stattdessen wurde hier doch tatsächlich meine absolute Liebenswürdigkeit in Frage gestellt.

»Er hat mir keine Liste dagelassen«, sagte ich deshalb mit schmollendem Unterton.

Wobei eine Liste natürlich toll gewesen wäre. Davon einmal abgesehen, dass ich jede Form von Listen liebte. Sie hätte mir die Suche nach meinen Macken so viel leichter gemacht. Denn tatsächlich hatte ich bislang keine Ahnung gehabt, wie furchtbar meine Ticks, Spleens, Fimmel – oder wie auch immer man sie nennen sollte – wohl sein mussten. Ein Trennungsgrund.

Und auch jetzt konnte ich nur raten. Das Einzige, was ich sicher wusste: Martin störte anscheinend die Tatsache, dass ich nicht Auto fuhr. Und dass ich Matten geraderückte, fand er vielleicht auch nicht so toll. Aber das konnte es ja allein nicht sein. Ich musste nach weiteren Angewohnheiten suchen, wegen derer sich bei ihm die Nackenhaare aufstellen. Wie anstrengend ich wohl war, darüber hatte ich mir die ganze Nacht den Kopf zerbrochen. Welche Macken habe ich? Welche sind für Martin wohl die schlimmsten? Ich hatte da schon so eine Ahnung, wollte aber lieber noch eine zweite, dritte, vierte Meinung einholen. Und so fragte ich möglichst unschuldig in die Runde: »Was stört euch denn an mir?«

»Ich mach mal den Anfang«, sagte Annabelle. Das Freundinnen-Bashing war eröffnet. »Als wir mal ins Wellnesswochenende gefahren sind, und ich mit dir das Zimmer geteilt habe – ehrlich –, da habe ich mich gefühlt, als wäre ich mit meiner Mutter unterwegs.«

»Wie jetzt? Deine Mutter?«

»Na, als ich schon im Bett lag, hast du angefangen, meine Sachen aufzuräumen.«

Ah, das meinte sie. Ja, ich hatte da tatsächlich einen kleinen Fimmel. Ich mochte es einfach nicht, wenn Reißverschlüsse an Taschen offen stehen oder Koffer aufgeklappt herumliegen, genauso wenig wie ich halt schiefe Fußmatten leiden konnte. Und Schuhe sollen meiner Meinung nach nicht kreuz und quer, sondern als trautes Paar eng beieinanderstehen. Gehe ich ins Bett, muss ich noch mal als Geraderück-Kommando die Räume inspizieren und alles korrigieren. Ich schiebe Stühle zurecht, lege Decken zusammen, sortiere Zeitungsstapel.

Und weil bei Annabelles Hose, die ihre Nacht über

der Stuhllehne verbringen sollte, ein Hosenbein schief herunterhing und der Knopf nicht geschlossen war, hatte ich das auch noch schnell in Ordnung gebracht. Warum? Ich wusste es nicht. Der Drang, etwas dagegen zu unternehmen, war einfach so groß, als würde ich neben einem Kind stehen, das gerade auf eine heiße Herdplatte fassen möchte.

Kenne ich jemanden noch nicht gut genug, versuche ich diesen Drang zu unterdrücken. Doch meist gebe ich mich dann doch dieser – wie soll ich sagen – Ordnungsmacke hin.

»Sollte doch schön sein in unserem Zimmer.« Unschuld lag in meiner Stimme.

»Das ist nicht schön, das ist krank«, sagte Annabelle und zog eine ihrer kräftigen Augenbrauen hoch.

»Also, dass du im Urlaub immer hinter einem herräumst, finde ich ja eigentlich ganz angenehm.« Endlich sagte Anke auch mal etwas und grinste dabei über ihre beiden vom Champagner inzwischen roten Pausbacken. »Ich teile mir sogar super gern ein Hotelzimmer mit dir. Solange du mich nicht anmotzt, weil ich meine Spielsachen nicht wegräume.« Sie grinste immer noch.

»Nein, euch kann ich ja nicht anschnauzen ›Räumt mal auf!‹ Aber bei Martin mache ich das schon …«, gab ich zu. Ich schaute in konsternierte Gesichter. Und behielt lieber für mich, dass ich Martin auch wegen einer schlecht eingeräumten Geschirrspülmaschine oder liegengebliebener Klamotten anfuhr.

Aber mal ehrlich: Ein bisschen Unterstützung brauche ich schon, um die Ordnung, die ich um mich haben muss, halten zu können. Gegenstände rechtwinklig ausrichten, Unterlagen und Quittungen auf Kante falten, Zettel-,

Bücher- und Zeitschriftenstapel ordnen (große Formate unten, kleine oben) und natürlich: Fußmatten zurechtrücken – das alles kostet mich viel Zeit. Um ein paar Dinge soll Martin sich ja auch mal selber kümmern. Meist muss er mir ja nur bei meinen Aufräum-Aktionen zusehen – und fühlt sich dabei wohl wie Joachim Sauer an der Seite von Angela Merkel. Wie ein gelangweilter Statist. Ist er nicht dabei, beschwert er sich nach meiner getanen Arbeit, dass er angeblich seine Sachen nicht wiederfindet. Zugegeben: Manchmal werfe ich auch zerfledderte Magazine oder lose herumfliegenden Kleinkram, die mein Ordnungsempfinden beleidigen, kurzerhand in den Müll. Ich halte mir aber zugute, dass ich immerhin ein schlechtes Gewissen dabei habe. Meistens.

»Manchmal nennt Martin mich Fräulein Gaga. Ich dachte, das sei lustig gemeint«, sagte ich traurig.

»Na komm, immerhin hast du keinen Putzfimmel …«, versuchte Anke zu trösten. Doch es blieb dabei: Der arme Mann litt offenbar unter mir.

»Aber wie ist das denn bei euch?«, wollte ich wissen.

»Also, ich falte Toms Quittungen nicht.« Annie musste lachen.

»Na ja, einer ist doch immer ordentlicher als der andere. Das darf aber nicht zum Problem – oder zum Zwang für den anderen werden«, meinte Anke.

Etwas angeschlagen von den ersten Erkenntnissen über meine Macken, fragte ich matt nach weiteren Anklagepunkten. Lange mussten die drei leider nicht überlegen.

»Du kommst immer zu spät«, sagte Anke. »Immer!«

»Wenn wir verabredet sind, bin ich absichtlich 15 Minuten nach dem vereinbarten Termin da«, legte Annie nach.

»Aus Erfahrung.« Alle sprachen durcheinander. Ein Zu-
stimmungskonzert in drei Tonlagen.

»Vielleicht hat dir Martin deshalb eine Uhr geschenkt«,
sagte Anke und schaute auf die hübsche Vintage-Rolex
an meinem Handgelenk. Das Präsent verlor gerade arg an
Romantik. Dass Martin genervt war von meiner Unpünktlichkeit, das wusste ich. Aber ich dachte immer, so ist das
halt: Frauen brauchen länger und die Männer warten auf
sie. Martin kann sich doch was zu lesen mitnehmen oder
auch etwas später kommen. Ich bin immerhin berechen-
bar. Ich dachte an Situationen, in denen Martin auf mich
warten musste.

»Ich putze mir vor dem Essen immer noch mal die Zähne«, gab ich der Runde preis.

»Nee, komm, das ist jetzt nicht dein Ernst!« Annabelles
Augenbrauen fuhren jetzt beide hoch.

Wahrscheinlich ist das Zähneputzen vor dem Essen absurd. Aber vor allem macht es Martin fuchsteufelswild.
Denn hat er gekocht, erwartet er, dass man seinen Hintern innerhalb von fünf Minuten an den Tisch schiebt,
weil sonst das Essen kalt würde. Doch blöderweise fällt
mir auf dem Weg zum Tisch nicht nur ein, dass ich unbedingt noch für ein Frischegefühl im Mund sorgen sollte.
Ich wische zudem über den Küchentresen, hole mir ein
Glas zu trinken, räume etwas weg, ziehe mir noch was
über … Ein Parcours, der mich zum perfekten Genuss
führen soll. Bevor wir dieses Thema vertiefen konnten,
sagte Anke plötzlich und unerwartet: »Du bist immer so
direkt.«

»Das finde ich als Freundin aber doch ganz gut. Da weiß
ich wenigstens, dass es ehrlich gemeint ist«, verteidigte
mich Annie.

»Das kann für einen Partner aber auch ganz schön anstrengend sein«, meinte Annabelle.

»Ach, kommt. Das akzeptiere ich jetzt nicht. Ehrlichkeit ist keine Macke«, sagte ich, nahm noch einen großen Schluck Champagner und wusste, dass Martin meine offene Art gern als »ungefiltert« bezeichnet – was vielleicht nicht als Kompliment gedacht ist.

»Deine Schwiegerelternphobie.«

»Du hast so morbide Tendenzen.«

»Diplomatisches Verhalten ist dir völlig fremd.« Ich wurde geradezu bombardiert. Die Damen redeten sich in Fahrt. Die Liste wurde immer länger.

»Du bist so intolerant, dass du sogar in dem Bestseller ›Kinderkacke‹ vorkommst.« Anke hatte das Buch gelesen, das Freunde von Martin und mir geschrieben hatten und mich im Kapitel »Umgeben von Kinderfeinden« als Maren identifiziert: Eine Frau, die im vierten Stock wohnt und sich darüber ereifert, dass sie keine Kita in ihrem Hinterhof haben möchte.

»Das hat doch nichts mit Intoleranz zu tun. Über die Kita habe ich mich doch nur aufgeregt, weil ich so lärmempfindlich bin.«

»O ja, das stimmt allerdings«, stöhnte Annabelle. »Du hast echt ein Ohrenproblem. Als wir mal in Warnemünde waren, da hast du mich damit in den Wahnsinn getrieben. Am Strand mit dir einen für dich adäquaten Platz zu finden, ist so gut wie unmöglich. Wie oft mussten wir mit unseren Handtüchern umziehen, weil jemand im Umkreis von 100 Metern ein Radio laufen hatte. Oder weil jemand angefangen hatte, Beachball zu spielen.«

»Dieses Klick-Klack von Gummiball auf Holz macht mich einfach fertig.« Mehr konnte ich dazu nicht sagen.

»So oder so, es ist schon anstrengend, wenn man sich einfach nur im Sand entspannen will, und der Lärmdetektor neben einem keine Ruhe gibt.«

»Aber viele Menschen sind doch lärmempfindlich!«

»Nicht so wie du. Das ist unerträglich!«

O nein, sie hatte schon wieder recht. Ich erinnerte mich nicht gern daran, wie wir immer wieder mit dem Handtuch den Lageplatz änderten, wie Nomaden, die sich durch die Wüste schleppen, um ein Fleckchen Erde zum Überleben zu finden. Und der Strand war nur einer von vielen Orten, die mich in Lärmpanik versetzen konnten.

Seit ich zwölf Jahre alt bin, schlafe ich jede Nacht mit Ohropax. Ich trage sie bei der Arbeit – egal, ob im Großraumbüro oder wenn ich allein zu Hause am Rechner sitze – und auf Bahnfahrten. Bin ich in einem U-Bahn-Abteil ohne die rosafarbenen Wachsdinger unterwegs und hocke irgendwann eingekeilt zwischen zwei Kopfhörerträgern, muss ich aussteigen.

Aktuell kämpfe ich mit Tauben, die mich erst morgens um sechs aus dem Schlaf gurren und dann den ganzen Tag nicht damit aufhören – als hätte man sie auf Wiederholung gestellt. Noch schlimmer sind aber die »Schreivögel«, wie ich die beiden kreischenden Papageien unseres Nachbarn nenne. Und das ist noch eine untertriebene Bezeichnung. Ihr Krächzen klingt für mich wie eine Mischung aus Turnschuh, der über den Boden quietscht, und dem würgenden Husten eines Kettenrauchers. Martin hört allerdings weder die Tauben noch die hustenden Turnschuhe. Ihn nervt nur mein Genervtsein. Wenn ich mit kleinen Gegenständen nach den Tauben im Hof werfe (einmal habe ich dabei aus Versehen einen Passanten mit einer alten Kartoffel getroffen). Oder wenn ich ihn anflehe, den Nachbarn zu bitten, doch seine Fenster zuzulassen, damit ich entspannt und vom Vogellärm ungestört auf dem Balkon sitzen kann. Martin hat mir zuliebe sogar einmal mit ihm gesprochen. Ohne Erfolg. Und so enden unsere Balkonausflüge meist damit, dass Martin stöhnt: »Nie kann man sich mit dir auch nur mal fünf Minuten entspannen.«

»Sie steigert sich einfach total schnell in Sachen hinein, die sie stören«, sagte Annie zu den anderen. »Einmal hat sie einem Mann im Bus gesagt, er soll doch bitte mal aufhören, mit dem Fuß zu wippen. Das war echt peinlich.« Jetzt war ich nicht mehr nur nervig, sondern schon peinlich.

»Also, ich verstehe dich. Ich werde ja auch schnell hysterisch«, sagte Anke. Nervig, peinlich, hysterisch – was für ein Dreisprung.

»Was habt ihr denn für Macken? Jeder hat doch Macken, oder?«, fragte ich vorsichtig.

»Ja, sonst wäre man doch kein Mensch. Es gibt niemanden, der mackenlos ist«, beruhigte mich Anke. »Ich kann mir keine Namen merken. Ich hör' schon gar nicht mehr zu, wenn sich jemand vorstellt.«

»Ich versuche es immer mit Eselsbrücken«, entgegnete ich.

»O ja, das mach ich auch. So wie bei meinem Kollegen: *Gottschalk schmollt nie!* Annabelle lachte, während wir uns verwundert anschauten. »Na, er heißt Thomas Smolny!«

Den Namen eines Gegenübers nicht zu wissen, kann schon unangenehm sein, aber mal ehrlich: Das ist wohl kein Trennungsgrund. Ich brauchte Schlimmeres. Und am

Ende kamen zum Glück auch ein paar männermordende Macken der Ans zu Tage. Annies Freund zum Beispiel war genervt, weil sie Flaschen niemals richtig zudrehte. Auch das erschien einem Scheidungsanwalt vielleicht erst mal nicht als unüberbrückbare Differenz. Doch die Konsequenzen dieser vermeintlichen Lappalie waren für Sven inzwischen ein rotes Tuch, das ihn fuchsteufelswild machte. Denn seinem Mineralwasser entwich so ständig die Kohlensäure, und wenn er Pech hatte – und das hatte er ziemlich oft –, schwappte ihm der Inhalt der nur halb geschlossenen Behältnisse entgegen. Erst kürzlich landete so eine halbe Flasche Olivenöl auf seinem Hemd.

»Aber warum schraubst du die Deckel nicht einfach richtig zu?«, fragte ich.

»Warum lässt du die Schuhe nicht einfach auf ihren Schnürsenkeln stehen?«, entgegnete Annie.

Annabelle erinnerten wir an eine Macke, bei der wir alle schon einmal mitleiden mussten: Ihr Freund Peter darf im Restaurant niemals das gleiche Gericht bestellen wie sie. »Da dreh ich durch« ist immer ihre Formulierung. Ihre notdürftige Rechtfertigung hatte jedes Mal irgendwas mit einem Spitzenkoch zu tun, der meinte, einerlei zu bestellen, sei langweilig. Das klingt ja schön und gut. Doch kaum sagt Peter, was er bestellen will, findet Annabelle dieses Gericht auch gar nicht so übel. Sie zwingt ihn dann meist, sich umzuentscheiden, und tut er dieses, will sie dann auch die neue Wahl – na ja, es ist ein unerträgliches Hin und Her, wie sie selbst zugeben musste. Was hat sich dieser Haubenträger nur dabei gedacht, fragen Peter, wir und die Kellner uns regelmäßig, wenn die Bestellungsabsprache mal wieder unendlich dauert und Peter kurz davor ist, das Restaurant sauer und hungrig zu verlassen.

Anke, die stets mit ihren Locken kämpft, hat das nicht minder anstrengende Bedürfnis, ihr Glätteisen zu kontrollieren. Geschätzte dreimal in der Woche ruft sie ihren Mann aus der Firma an und bittet ihn, noch mal nach Hause zu fahren, um nachzusehen, ob der Krausenbezwinger auch wirklich ausgestellt ist. Max' Büro liegt nur zwei Straßen von ihrer Wohnung entfernt. Außerdem gestand sie uns mal: »Will ich das Haus verlassen, renne ich immer noch mal zurück und gucke, ob der Herd wirklich nicht mehr an ist.«

»O ja, das kenne ich aber auch«, bestätigte Annabelle diesen wohl nicht ungewöhnlichen Drang.

»Ui, da müsst ihr aber schon fast aufpassen, dass das nicht krankhaft wird«, sagte ich. Erst kürzlich hatte ich von einer Frau gelesen, die nicht mehr ihre Wohnung verlassen konnte, weil sie immer wieder zurückgehen musste, um zu kontrollieren, dass die Tür auch wirklich abgeschlossen war. Irgendwann setzte ein Mediziner sie dann auf Medikamente.

Zum Glück war ich mir ziemlich sicher, dass meine Macken nicht krankhaft waren. Natürlich gibt es Menschen, die nicht anders können, als sich die Hände zu waschen, bis sie bluten. Ich hatte auch schon einmal eine Reportage gesehen, in der ein Mann wegen seiner Perfektionismus-Macke fast verhungert wäre. Das Filmteam zeigt ihn zum Beispiel im Supermarkt bei dem Versuch, eine Banane zu kaufen. Er konnte es nicht. Er konnte sich einfach für keine entscheiden. Er verglich Farbe, Form, Länge, legte die Bananen auf die Waage, drückte sie – und verließ dann nach langer, langer Zeit das Geschäft – ohne Banane.

So schlimm bin ich ja wohl nicht. Zumindest *noch* nicht. Aber würde ich es vielleicht irgendwann werden? Kann es sein, dass ich irgendwann anfange, in der ganzen Straße die Fußabtreter geraderücken zu wollen? Dingdong, ich bin's, die Verrückte aus der 13. Könnten Sie mir bitte aufmachen, ich möchte Ihr Treppenhaus in Ordnung bringen. In mir kam das Gefühl hoch, ich sollte allein schon wegen dieser drohenden Möglichkeit Hilfe suchen. Und sagte entschlossen in die Runde: »Ich muss was gegen meine Macken unternehmen.«

»Na, dann mach dich mal schlau«, sagte Annabelle. »Inzwischen gibt es doch gegen alles eine Therapie.«

Es war schon spät, als die drei Damen mich verließen. Während ich den Geschirrspüler einräumte, sorgte ich auch in meinem Kopf für Ordnung. Danach schrieb ich meine vermutlich schlimmsten Macken zusammen:

• Ordnungsfimmel
• Fahrangst
• Lärmempfindlichkeit
• Zuspätkommen

Okay, das waren schon einige – mehr und nervtötender als ich gedacht hatte. Der arme Martin. Ich musste mich bessern. Doch wie? Am nächsten Tag würde ich mich erst mal schlaumachen, was Macken eigentlich sind.

# AND THE SPINNER IS ...?

So, und jetzt? Wie fange ich an?

Als Erstes mache ich, was ich immer mache, wenn ich nicht mehr weiter weiß: Ich gebe einen Suchbegriff bei Wikipedia ein. Dieses Mal ist es »Macke«. Und finde ein Würfelspiel, das so heißt, zwei bereits verstorbene deutsche Maler und einen Politiker. Eine Künstlerin, die »Macke« eigens in ihrem Doppelnachnamen behalten hat und ein Mitglied des Niedersächsischen Landtags, bei dem es wirklich schwerfällt, keinen Wortwitz zu machen: »Clemens Große Macke«. »Große Macke ist verheiratet und hat drei Kinder«, steht dort. Hoffentlich heißen die nicht Knall, Tick und Marotte.

Ein weiterer Eintrag bringt mich meinem Problem dann näher: Macke steht für eine zwanghafte Angewohnheit – und diese leitet mich weiter zum Eintrag »zwanghafte Persönlichkeitsstörung«. Dort lese ich: Betroffene Personen (also möglicherweise ich) sind durch Rigidität (»Die Matten MÜSSEN gerade liegen!«), Perfektionismus (»DAS nennst du *gefaltet?* Die Quittung muss AUF KANTE geknickt werden!«), ständige Kontrolle (»Sind ALLE Reißverschlüsse an den Taschen zu?«), Gefühle von Zweifel sowie ängstliche Vorsicht (»Ist Autofahren nicht GEFÄHRLICH?«) gekennzeichnet. Zwanghafte Persönlichkeiten fühlen sich eigentlich ganz wohl, auf andere (zum Beispiel Martin) wirkt ihr Verhalten aber häufig bizarr.

Tja, das könnte so hinkommen.

Der Wikipedia-Eintrag führt aber noch weiter – von der zwanghaften Persönlichkeit zur Zwangsstörung. Irgendwie sollen beide miteinander zusammenhängen. Der Unterschied liege in der Wahrnehmung. Während eine zwanghafte Persönlichkeit das, was sie tut, als schön und sinnig empfindet (auch wenn das Umfeld vielleicht genervt ist), leide der »Zwängler« unter Zwangshandlungen, die er selbst als sinnlos und übertrieben wahrnimmt. Unter den bei der Zwangsstörung aufgelisteten Top Fünf der Zwangshandlungen finde ich dann neben Reinlichkeits-, Kontroll-, Berühr- und Zählzwang auch meinen Hang zu übertriebener Ordnung: »Es wird versucht, in der Umgebung immerzu Symmetrie, Ordnung oder ein Gleichgewicht herzustellen, indem Dinge wie Bücher, Kleidung oder Nahrungsmittel nach strengen Regeln perfekt geordnet sind.«

Ausrichten von Gegenständen? Schuldig! Bücher und Kleidung? Sind betroffen! In welche der beiden Gruppen mich das einsortiert – und ob ich überhaupt in eine gehöre, ist schwer zu sagen. Erst heute Morgen ging mir meine Ordnungsmacke mal wieder gehörig auf die Nerven, weil sie mich so produktiv machte wie Brachland. Ich erschien als Erste in dem Großraumbüro, das ich mir mit sieben anderen Journalisten teile. Ich hatte viel zu viel zu tun und wollte eigentlich besonders früh loslegen. Doch schon als ich reinkam, sah ich die Post der Kollegen auf dem kleinen Tisch neben der Tür. Und sortierte den Stapel Briefumschläge nach ihrer Größe. Wo ich schon einmal dabei war, schmiss ich die alten Ausdrucke weg, die unter dem Drucker lagen. Dann ging ich in die Küche, spülte ab, was die anderen am Tag zuvor stehen gelassen hatten, räumte alles ordentlich in die Schränke und machte mir einen Kaffee. Dabei fielen mir leere Flaschen vor die Füße, aus einem Karton, der überquoll. Ich steckte sie in zwei Plastiktüten und stellte diese an die Tür, um sie später wegbringen zu können. Als ich endlich an meinem Rechner saß, blieb mein Blick am Stapel auf dem Schreibtisch meines Gegenübers hängen, der mit dem Empire State Building in Konkurrenz zu treten schien. In den Zeitungen und Magazinen waren unzählige Eselsohren. Die meisten davon entfaltete ich. Eine halbe Stunde, nachdem ich ins Büro gekommen war, fühlte ich mich endlich bereit, mit der Arbeit loszulegen. Wäre schön, wenn ich mir solche Aufräumanfälle in Zukunft sparen könnte.

Immerhin rund eine Millionen Menschen, so schätzt die Deutsche Gesellschaft Zwangserkrankungen in Hamburg, »leiden« irgendwann in ihrem Leben unter Zwängen. Gerade einmal jeder Zehnte wird richtig behandelt. Aber zu leiden ist ja immer noch etwas anderes, als nur davon genervt zu sein, dass eine Macke einem Zeit raubt, die eigene Produktivität senkt oder den Freund stört. Zum Glück hat der gemeinnützige Verein in Hamburg eine gut gepflegte Website mit allen Infos, die man sich zum Thema wünschen kann. Da geht es zunächst beruhigend los: Jeder Mensch sei bestimmten Alltagszwängen unterworfen. Gemeint sind, unter der Woche zu einer bestimmten Zeit aufzustehen, regelmäßiges Duschen, Kleider wechseln – wichtige Voraussetzungen für ein ungetrübtes Sozialleben, anerzogen und gefördert. Nicht weiter schlimm seien auch bestimmte Angewohnheiten wie Begrüßungsrituale innerhalb der Familie: Küsschen links, Drücken, Schulterklopfen.

Der Übergang von normalem zu zwanghaftem Verhalten verläuft dann jedoch fließend. Da denkt man zum Beispiel gerade noch, man habe ein harmloses Hobby, bei dem Briefmarken in Alben sortiert werden – und dann artet das plötzlich in einen Sammelzwang aus. Von außen sei der Unterschied nur schwer zu erkennen. Oft halte man Zwänge auch erst mal nur für einen persönlichen Aberglauben. Der einem zum Beispiel diktiert, dass man nur vernünftig arbeiten kann, wenn um einen herum alles ordentlich ist. Was mich an etwas erinnert, das ich in einem Buch von A. J. Jacobs gelesen habe, dem amerikanischen Bestsellerautor, der ständig Selbstversuche unternimmt, wie ein Jahr nach der Bibel zu leben oder die ganze Enzyklopaedia Britannica auswendig zu lernen. Für ein Experiment mit dem Titel »Projekt reine Vernunft« versuchte er sich die »erstaunliche Menge von Zwangsritualen« abzugewöhnen, die er mit sich herumschleppt. Marotten, genau wie auch der Aberglaube, hätten ihren Ursprung in der sogenannten Bestätigungsschablone, schreibt Jacobs, einer fehlerhaften Argumentation, die immer nach dem gleichen Muster ablaufe. Er persönlich schlucke zum Beispiel immer zweimal hintereinander, weil es sich einfach so bewährt hat. »Seit fünfzehn Jahren schlucke ich immer doppelt, und ich bin nicht nur am Leben, sondern auch einigermaßen gesund und munter. Wenn ich aufhöre, immer zweimal zu schlucken, wer weiß, was dann passiert.« Und tatsächlich: Als er versuchte, seinen sogenannten Bestätigungsfehler zu korrigieren, also nur noch einmal zu schlucken, fiel ihm dies unglaublich schwer, es verunsicherte ihn. »Als hätte ich gerade ›Happy Birthday to …‹ gesungen und dann mittendrin abgebrochen.« Er fühlte sich, als würde er das Schicksal herausfordern, das ihn –

seiner Meinung nach – daraufhin auch prompt bestrafte: Er verschüttete Kaffee auf seine Laptop-Tastatur, seine Frau wurde von einer Klientin gedemütigt, die deshalb wiederum ihre schlechte Laune an ihm ausließ, und ein Leser schickte Jacobs eine zornige E-Mail, in der er sich über einen seiner Artikel beschwerte. Das kann doch kein Zufall sein! Und deshalb schluckt er seitdem dann doch lieber wieder zweimal hintereinander.

Im Vergleich zu ernstzunehmenden Zwängen sind das natürlich harmlose Spielchen. Wer richtig zwangskrank ist, der kann nicht einfach aufhören und wieder anfangen, so wie er gerade lustig ist. Der schrubbt seine Wohnung, bis sie steril ist, oder verlässt das Haus nicht mehr, weil er nie wirklich sicher sein kann, die Tür tatsächlich abgeschlossen zu haben. Davon sind A. J. Jacobs und ich weit entfernt. Muss ich also überhaupt etwas gegen meine Ordnungsmacke tun? Allein wegen Martin sollte ich es wenigstens versuchen. Deshalb schreibe ich eine Mail an die Deutsche Gesellschaft Zwangserkrankungen mit der Bitte um ein aufklärendes Gespräch. Bis ich eine Antwort bekomme, schaue ich mich weiter im Internet um. Hier tummeln sich so einige Mackenträger, und man kann sich durch alle Facetten des kleinen Wahnsinns klicken – vom Genießer-Tick bis zum haarigen Fimmel. So schreibt jemand in einem Forum: »Ich habe vor kurzem einen Kamm auf meinem Schreibtisch liegen lassen […] und seit er hier liegt, kämme ich hunderttausendmal am Tag meinen Bart. Immer, wenn ich gerade nichts zu tun habe oder warte, dass irgendetwas auf meinem Rechner lädt, dann kämme ich meinen Bart! Nicht die Haare, nur meinen Bart.« Nicht besorgniserregend, aber doch irgendwie befremdlich.

Eine Frau macht fremde Passanten darauf aufmerksam, dass bei ihnen der Zettel aus dem Pulli, Hemd oder T-Shirt herausschaut. Ein Leidensgenosse kann nicht mit dem Rücken zum Raum sitzen, und es gibt gleich mehrere Menschen, die wie Jack Nicholson im Film »Besser geht's nicht« den Fugen zwischen Steinplatten ausweichen oder einem anderen Schrittmuster, das ihrem Kopf entsprungen ist, folgen. Das Haus nicht verlassen zu können, ohne wiederholt den Herd zu überprüfen, gehört ebenfalls zu den Klassikern unter den Macken. Und endlich kommt mal jemand mit einem sinnvollen Vorschlag: Einfach ein Foto vom ausgeschalteten Herd machen. Wozu hat man schließlich diese Handykameras? Das muss ich gleich Anke erzählen, so kann sie Max von diesen ständigen Glätteisen-Kontrollgängen befreien.

Nummern, so merke ich auf meiner Reise durch die Welt der Ticks und Eigenarten, sind ein großes Thema: Ein virtuell Beichtender schreibt, dass er die Lautstärke seiner Musikanlage nur auf eine Zahl mit einer 5 oder 0 am Ende regeln kann. Alles andere störe sein ästhetisches Empfinden. Ein anderer hat das gegenteilige Problem. Er kann seinen Wecker nie genau auf 0 oder 5 stehen haben, sondern stellt ihn zum Beispiel auf 7.43 oder 8.59 Uhr. »Ich liebe es, wenn auf einer digitalen Uhr lauter Schnapszahlen stehen, wie 22:22:22«, verlautbart eine dritte Person. »Und wenn ich das verpasse, stelle ich zur Not auch mal die ganze Uhr um.« Ein anderer zählt nach, ob ein Wort eine gerade Anzahl von Buchstaben hat und wenn ja, ob man es so in Silben trennen kann, dass auf beiden Seiten gleich viele Buchstaben stehen. »Vor allem wenn ich müde bin und etwas in einem Buch lese, hält mich das total auf«, ärgert er sich zu Recht. Ich würde sagen: Ein klarer Fall von Zählzwang, der ja auch zu den Top 5 der Zwänge gehört.

Außerdem stelle ich fest, dass Ordnung nicht nur für mich ein wichtiger Bestandteil des Lebens ist: Manche reihen akkurat die CDs nach Titeln und die Bücher nach Größen auf, andere wollen, dass die Geburtstagskerzen symmetrisch auf dem Kuchen brennen. Und eine Frau hat irgendwann angefangen, ihre Lebensmittel im Kühlschrank nach Farben zu sortieren. Das kann ich alles zumindest ansatzweise nachvollziehen. Völlig unverständlich ist mir hingegen das Problem eines Mannes, der in einem zu ordentlichen Raum nicht einschlafen kann. Was für ein Glück, dass er und ich uns kein Schlafzimmer teilen müssen.

Richtig sympathisch sind mir jene Mackenträger, die Mitgefühl für Dinge haben. Die zum Beispiel Sockenpaare auf dem Wäscheständer nicht trennen oder nicht nur eine einzelne Pflanze gießen können, sondern alle anderen gleich auch wässern müssen.

Manche Macken sind so speziell, dass sie sich der verrückteste Hollywood-Drehbuchautor nicht ausdenken könnte: »Mrs Monk«, wie sie sich nennt, stören zum Beispiel Dinge, die am Boden liegen – aber nur in dem Bereich, der sich in einer Ecke des Zimmers befindet. »Wenn mitten im Raum ein Pulli von mir liegt, kein Problem, aber wehe, er fällt in einer Ecke vom Stuhl!«, schreibt sie.

Eine andere Frau kauft leidenschaftlich gern »Dany Sahne«, den Schokopudding mit unten Pudding, oben Sahne. Dann kratzt sie die weiße Schicht ab, um nur die braune Creme essen zu können. Einfach einen Schokopudding ohne Sahne kaufen, mag sie aber nicht.

Irgendwie süß ist die Macke einer Frau, die Lebensmittel umgekehrt nach Vorliebe essen muss. Das Beste kommt immer zum Schluss. Dass bei dieser Reihenfolge die geliebten Kroketten am Ende dann kalt sind, ist für sie kein Hindernis. Etwas ärgerlich findet sie ihr Vorgehen jedoch bei diesen Minischaumküssen, von denen weiße (okay), braune (ganz gut) und hellbraune (ja!) in einem Karton sind. Denn um an die hellbraunen zu kommen, muss sie – sozusagen auf Biegen und Erbrechen – erst alle weißen und braunen aufessen.

Bei manchen Usern klingen die Macken hingegen schon alarmierend. Zum Beispiel bei *crunchi87*. Mindestens zweimal am Tag muss sie duschen. Im Sommer meist noch häufiger. »Total übertrieben, aber es ist so«, lautet ihr Selbst-Urteil. Außerdem kann sie nicht anders, als nach dem Essen sofort die Teller abzuräumen, den Tisch abzuwischen, sich die Zähne zu putzen – erst dann »ist alles schön«. Ein ernstzunehmender Reinigungszwang?

Auch *rabenschwarz* würde ich einen Besuch beim Therapeuten ans Herz legen. Beim Gehen zählt sie ihre Schritte im Zweiertakt. An ihrer Haustür muss sie mit dem linken Fuß ankommen, damit es dann im Haus von neuem mit Eins und nicht mit Zwei losgeht. »Bisschen verwirrend, ich weiß«, schreibt sie. Aber sie mache das ja nur, wenn sie mit dem Bus von der Schule nach Hause fährt und das letzte Stück läuft. Na dann! Doch damit nicht genug: »Wenn ich in unsere Straße einbiege, muss ich auch immer noch an so einer Laterne abklatschen. Das mache ich schon seit der Grundschule«, schreibt sie. Erinnert mich irgendwie an den amerikanischen Schriftstellers David Sedaris, dessen Protagonist in seinem autobiographischen und sehr lustigen Buch »Nackt« auf dem Nachhauseweg an jeder Laterne lecken muss – und im

Klassenzimmer am Lichtschalter. Mit dem Schuh auf den Kopf klopfen, mit der Nase achtmal den Tisch berühren – in dem Buch muss der Junge so einige Rituale durchziehen.

Neben Zeit und Leid finde ich ein drittes Argument dafür, seine Macken loszuwerden: Geld. Denn so eine Marotte kann teuer werden. »Wenn es etwas gibt, das ich haben möchte, verspüre ich diesen Zwang, es in allen erhältlichen Farben zu besitzen. Das war schon als Kind so, ein richtiger Sammelwahn, egal bei was«, schreibt eine Forumsbesucherin. Bei einem Kaschmirpullover, den es in zwölf Farben gibt, kann das ein Konto in null Komma nichts leerfegen. Eine Studentin hingegen muss sich ständig Semesterplaner kaufen. Denn sobald sie einen klitzekleinen Schreibfehler gemacht hat, braucht sie einen neuen. »Ich hasse es, wenn was durchgestrichen ist.«

Am Ende von »Deutschland sucht die Supermacke« stoße ich auf jemanden, der sich auch mal Gedanken darüber macht, dass seine Marotte die Umwelt nerven könnte. Seine Angewohnheit, beim Lesen immer mit den Seiten zu rascheln, halb umzublättern, das Papier zwischen den Fingern zu reiben, habe »schon so manchen in der Bibliothek oder in öffentlichen Verkehrsmitteln in den Wahnsinn getrieben«, gibt er zu. »Aber wenn ich mich konzentriere und einen Text stumm anschaue, kann ich mir viel weniger merken«, ist seine Entschuldigung.

Schlecht ist es sicherlich nicht, mal alle seine Eigenarten aufzulisten, um herauszufinden, was man in den letzten Jahren so alles entwickelt hat und sich zu überlegen, wie sehr man sich und seinen Mitmenschen damit auf den Keks geht. In fast allen Beiträgen tauchen Formulierungen auf wie »das mag bekloppt wirken«, »haltet mich jetzt bitte nicht für verrückt ...« oder »Psycho!!! Ich weiß«. Ganz geheuer kommen sich also viele wohl selbst nicht vor. Gegenseitig scheinen sich aber alle mit ihren mackigen Geständnissen zu beruhigen – ganz nach dem Motto »Wir können ja nun nicht alle verrückt sein«. Mir geht es nach der Lektüre allerdings nicht besser oder schlechter als davor.

Bereits am nächsten Tag habe ich eine Nachricht von der Deutschen Gesellschaft Zwangserkrankungen in meiner Mailbox. Wolf Hartmann, Geschäftsführer des Vereins und Rechtsanwalt, schreibt, dass wir uns gern mal unterhalten können. Ich möchte von ihm wissen, ob mein Ordnungsfimmel bereits ein Ordnungszwang ist. Ich rufe Hartmann also an und erzähle ihm erst mal von meinen dreißigminütigen Büroaufräumarbeiten. Sollte und kann ich etwas dagegen tun? Den Unterschied würden Leidensdruck (Kann ich gut damit leben, ständig Dinge rumzuräumen?) und Zeitaufwand (Schaffe ich trotzdem meinen Tagesablauf?) ausmachen, meint er. Mein Problem klingt seiner Meinung nach schon grenzwertig, aber noch nicht dramatisch. Zu einer Ferndiagnose lässt er sich aber natürlich nicht hinreißen.

»Kann es denn noch schlimmer werden?«, frage ich.

»Manchmal beginnt ein Zwang harmlos und wächst sich dann aus«, sagt Hartmann. Allerdings meint er, dass mit 39 Jahren, denn so alt bin ich, das Thema durch sei. Stimmt, das hatte ich auf der Internetseite des Vereins auch gelesen: Meist geht es mit dem Zwang im frühen Erwachsenenalter los, häufig ausgelöst durch Probleme bei der Arbeit oder in der Familie. Voll ausgeprägt sind die Symptome in 85 Prozent der Fälle vor dem 35. Geburtstag.

»Ich sage aber niemals nie«, fügt Hartmann hinzu.

»Und eine Selbsthilfegruppe?«, frage ich. »Soll ich da vielleicht mal hingehen?«

»Nein, dort sitzen Menschen mit richtig heftigen Zwangsstörungen.« Hartmanns Tipp: »Beobachten Sie sich. Sie sollten versuchen, Ruhe zu bewahren und sich immer wieder sagen: Stopp!« Das kann ich probieren. Er gibt mir außerdem den Kontakt zu einem Experten, Nico Niedermeier ist Facharzt für Psychotherapeutische Medizin und Psychotherapie in München. Ihn soll ich anrufen.

# AUS EINER MACKE EINEN
# ELEFANTEN MACHEN?

Bevor ich mit Nico Niedermeier telefoniere, will ich versuchen, mich im Kampf gegen meine zwanghafte Ordnung einen Tag lang nach den Tipps von Hartmann zu richten: Beobachten, Ruhe bewahren, Stopp sagen.

Da Martin nicht da ist, gibt es heute Morgen allerdings erst mal nicht viel zu beobachten. Die Wohnung sieht genauso aus wie gestern Abend: ordentlich, aufgeräumt, picobello. Unverrichteter Dinge mache ich mich also auf ins Büro. Auf dem Weg nach unten beobachte ich mich, wie ich widerwillig an den schief liegenden Fußmatten vorbeigehe – und mich jedes Mal freue, wenn eine von ihnen bereits ohne mein Zutun ordentlich daliegt. Dann ein Prüfstein vor der Tür der Mühlbecks: Ein Paar umgekippte Turnschuhe, die auch noch auf ihren Schnürsenkeln liegen. Jetzt Ruhe bewahren! Ich mache die Augen zu, laufe einen Schritt schneller. Ha, geht doch, einfach rechts liegen gelassen.

Als ich im Büro ankomme, begrüßt mich als Erster mal wieder der Poststapel der Kollegen auf dem kleinen Tisch hinter der Tür. Ich schaue kurz hin, dann schnell wieder weg. Hach, die Umschläge würde ich jetzt schon gern nach Format, unten groß, oben klein, sortieren. Doch ich trete einen Schritt zurück. Der Papierhaufen vor mir beleidigt zwar mein ästhetisches Empfinden. Trotzdem: Stopp! Vielleicht bringt es ja etwas, sich vorzustellen, jemand habe diesen Stapel extra so drapiert, zum Beispiel für ein Fotoshooting … Hm, das sieht doch schon besser aus. Nur den oberen Umschlag lege ich noch etwas schräger, für einen hingeworfenen Laissez-faire-Look – und gehe zu meinem Platz. Puh!

Von dort aus fällt mein Blick wie immer auf den Schreibtisch des Kollegen, der auch heute jedem Messie Wohlfühlschauer über den Rücken treiben würde. Einmal tief durchatmen. Und dann verbiete ich mir, wieder hinzusehen. Als der Tischnachbar eine halbe Stunde später eintrudelt, steht die Frage, ob ich seinen Arbeitsplatz aufräume, eh nicht mehr zur Diskussion. So weit habe ich mich schließlich im Griff. Die Angst, er könne mich für eine verkrampfte Spießerin halten, ist immer noch größer als das Verlangen aufzuräumen. Ich beschäftige mich also konsequent mit meinem Rechner und der Ordnung auf meinem Tisch – und verdränge das Chaos des Kollegen erfolgreich aus meinem Blick und Kopf.

Wieder zu Hause, verkneife ich mir auf dem Weg nach oben wieder das Mattengeraderücken. Na also! In meiner Wohnung fehlt dann natürlich immer noch jemand, der alles durcheinanderbringt. Vielleicht muss ich eine der Ans bitten, solange Martin weg ist, bei mir einzuziehen und ein bisschen Chaos zu machen – aus therapeutischen Gründen. Letztendlich finde ich aber doch etwas zu tun. Anscheinend wird meine Ordnungsmacke schlimmer, je mehr ich sie beobachte. Heute fühle ich mich wie der Terminator, der die Wohnung auf der Suche nach asymmetrischen Dingen scannt: Nagelbürste auf dem Waschbecken, viereckige Obstschale auf dem Esszimmertisch und Teppich im Wohnzimmer liegen nicht parallel zum Waschbeckenrand, der Tischkante, dem Dielenboden.

Doch ich beherrsche mich, was sich ungefähr so angenehm anfühlt wie ein Haar unter der Kontaktlinse. Wegschauen hilft. Doch dann ist da auf dem Küchentresen ja noch der Stapel Post, den ich vorhin mit nach oben gebracht habe. Den die ganze Nacht unsortiert hier liegen lassen? Nachher schleicht er sich noch in meine Träume. Was soll's – zack – fertig! Hat eine Minute gedauert. Blöd nur, dass ich mich fühle, als hätte der verdammte Haufen mich gerade in einem Blinzel-Contest geschlagen. Doch ich werde besser schlafen können, ganz bestimmt.

Nico Niedermeier hat sich mit mir an einem Sonntag zum ausführlichen Telefonieren verabredet. Übers Wochenende bin ich mit Annabelle in ihre Ferienwohnung nach Brandenburg gefahren, die Anreise mit Zug und Bus hat zwei Stunden gedauert. Einer von uns sollte dringend seine Fahrangst überwinden.

»Wieso will er denn an einem Sonntag telefonieren?«, fragt mich Annabelle.

»Er ist halt ein vielbeschäftigter Mann«, erkläre ich.

Der Facharzt für Psychotherapeutische Medizin und Psychotherapie ist Experte, wenn es um Zwänge geht. Doch zum Glück scheint er kein anstrengender Theoretiker zu sein und auch kein verwirrter Professor. Was ja beides denkbar wäre. Schon bei unserem ersten kurzen Telefonat hatte er angenehm verständlich, verständnisvoll und pragmatisch geklungen – also genau so, wie ich persönlich mir einen Therapeuten wünsche. Natürlich habe ich den Namen »Nico Niedermeier« bereits gegoogelt. Man will ja wissen, mit wem man es zu tun hat. Niedermeier ist Verhaltenstherapeut. Nach dem, was ich darüber gelesen und als Laie verstanden habe, teilt sich die Welt der Psychotherapie grob in drei große Denkrichtungen auf: Erstens in die tiefenpsychologische, zu der auch die Psychoanalyse nach Freud gehört, mit Couch und Dauermonologen, wie man das aus amerikanischen Filmen kennt. Zweitens in die humanistische, zu der zum Beispiel die Gestalttherapie und die Gesprächspsychotherapie zählen. Und drittens in die kognitive verhaltenstherapeutische. Jede hat noch unzählige Methoden (und es gibt zum Beispiel auch noch körperorientierte oder kunstorientierte Ansätze), doch im Prinzip ist es das. Alle drei Schulen wollen die gleichen Probleme lösen, aber jede auf ihre Weise. Der Psychoanalytiker sucht nach den Ursachen für ein Problem in der Vergangenheit. Um den Dingen auf den Grund zu gehen, reden die Patienten manchmal jahrelang über ihr schlechtes Verhältnis zur Mutter oder ihren überstrengen Vater. Die aktuellen Probleme werden nur als Symptome verstanden und zunächst einmal vernachlässigt.

Die Humanisten dagegen sehen die Gründe für ein psychisches Problem darin, dass die aktuelle Lebenssituation eines Menschen nicht mit dem übereinstimmt, was er wirklich ist. Ein betont empathischer Therapeut versucht dem Patienten dabei zu helfen, seinem Potential entsprechend in seinem sozialen Umfeld glücklich zu leben. Dafür führt er meist monatelang Gespräche. Ein sehr verständnisvoller Ansatz.

Der Verhaltenstherapeut wiederum geht davon aus, dass psychische Probleme aus falsch erlerntem Verhalten und Denken entstehen – und somit auch wieder verlernt werden können. Eine zugegebenermaßen recht pragmatische Herangehensweise. In meinem neuen Lieblingsbuch »Psychologie für Dummies« wird das Vorgehen von Psychoanalytiker und Verhaltenstherapeut mit Unkrautjäten verglichen: Während Psychoanalytiker versuchten, Unkraut an seinen Wurzeln herauszuziehen, so dass es nie wieder nachwachsen möge, rissen Verhaltenstherapeuten es an der Oberfläche ab, und wenn es nachwächst, würden sie dies einfach wieder und wieder tun.

Allein wegen des Zeitdrucks – vier Macken in vier Monaten – kann ich mich eh nur mit dem Unkrautausreißen beschäftigen. Und ehrlich gesagt, kommt mir die Verhaltenstherapie auch am nächsten – nicht nur beim Problemlösen bin ich so ungeduldig wie ein Kind kurz vor Schulschluss.

Am Telefon beschreibe ich Niedermeier kurz meine Ordnungsmacke. Und erkläre ihm, dass ich nicht genau weiß, ob ich überhaupt etwas dagegen tun sollte.

»Viele Betroffene haben gelernt, sich mit ihren Zwängen ganz gut einzurichten«, meint der Fachmann, und ich weiß nicht, ob das auch auf mich zutrifft. Menschen mit einem Kontrollzwang stehen eine Stunde früher auf, nur um vor der Arbeit immer wieder überprüfen zu können, ob alle elektrischen Geräte im Haus auch wirklich ausgeschaltet sind, Menschen mit Waschzwang nutzen die Stunde unter der Dusche.

»Schwierig wird es aber, wenn Ihre Familie, Freunde, Kollegen damit nicht zurechtkommen«, so Niedermeier weiter. Gerade behandle er einen Architekten mit Ordnungszwängen. Der sei mit einer Rockmusikerin zusammen. Eine richtig wilde Person, könne man sagen.

»Tolles Paar«, meint Niedermeier, »aber für seine Zwänge ist die Mischung natürlich tödlich. Hätte der Mann hingegen eine Liaison mit einer Bauhaus-Architektin, würde den beiden sein Ordnungszwang vielleicht sogar entgegenkommen.«

»Wie kann denn das Zusammenleben in so einem Fall funktionieren?«, frage ich, nicht ohne Eigeninteresse.

»Am Ende gewinnt immer der Zwängler«, antwortet Niedermeier und hat zwei Fälle parat. Beispiel Nummer eins ist ein erfolgreicher Unternehmer, der sich in seinem eigenen, riesigen Haus nur noch auf zehn Quadratmetern frei bewegen darf. Den Rest hat seine Frau unter Kontrolle und sorgt dafür, dass dort immer und überall Ordnung herrscht. Nicht mal an seinen Kleiderschrank dürfe der arme Mann gehen. Beispiel Nummer zwei ist ein Kommissar, »ein bulliger Typ«, unterstreicht Niedermeier, der nicht einmal mehr einen Hausschlüssel besitzt, damit seine Frau mit Reinigungszwang sicher sein kann, dass er die Räume in ihrer Abwesenheit nicht schmutzig macht. Sie gehe sogar so weit, jeden seiner Toilettengänge zu kontrollieren.

Na also, dagegen wirken die Ordnungsquerelen zwischen Martin und mir doch so harmlos wie Puh der Bär beim Honigsammeln. Immerhin hat er seinen Haustürschlüssel noch und darf sich in der ganzen Wohnung frei bewegen. Na ja, mit kleinen Einschränkungen. Wir haben uns darauf geeinigt, dass er seine Klamotten nur in seinem Badezimmer verstreut (zum Glück haben wir zwei). Außerdem ist Martin sowieso eher der ordentliche Typ. Oder ist er das nur, weil ich es so will?

Ich kenne auch eine Frau mit einem ausgeprägten Putzzwang. Die Mutter meines Schulfreundes Kai, bei dem wir Kinder uns nie treffen durften, weil sie immer gerade Staub wischte oder Staub saugte oder Staub suchte. Wir haben damals sehr über sie gelacht. Vor allem in dem

Moment, wo wir Kai abholten, er die Haustür hinter sich schloss und sich plötzlich die Türklinke rauf und runter bewegte.

»Sie wischt die jetzt von innen ab«, seufzte dann Kai.

Warum wurde diese Frau nur nie zu einer Therapie überredet? Vielleicht weil Ordnung und Reinlichkeit auch Tugenden sind, Macken, die den gesellschaftlichen Normen entsprechen, eher geduldet werden und es ein Mensch mit Putzfimmel immer leichter haben wird als ein Messie?

»Die Akzeptanz hat viel mit den Symptomen zu tun«, bestätigt Niedermeier. Tatsächlich verzeihe man jemandem lieber, dass er seinen Schrank ordentlich hält, als dass er vierzigmal kontrolliert, ob die ganze Familie die Hände gewaschen hat. Und natürlich sei es auch immer eine Frage der Dimension.

»Wenn Ihr Freund eine Minute auf Sie an der Tür warten muss, bis Sie alles in Ordnung gebracht haben und das Haus verlassen können, dann ist das okay. Bei zehn Minuten wird er das schon irgendwie schräg finden«, sagt Niedermeier und weiß gar nicht, wie recht er hat. In den letzten Jahren musste Martin tatsächlich ganz anständige Türsteherqualitäten entwickeln.

»Der Übergang von einer Macke, einer Besonderheit, einer liebenswerten Eigenschaft zu etwas, das anfängt zu stören oder in eine Störung ausartet, ist fließend«, erklärt Niedermeier. Eine Patientin von ihm habe einen »komplizierten Zwang«, der ihr ganzes Leben bestimme. »Und den hat sie einfach ihren ›Spleen‹ genannt.« Ich kann es durchs Telefon natürlich nicht sehen, bin mir aber sicher, dass Niedermeier heftig den Kopf schüttelt, als er das sagt. Spleen, das habe so etwas Liebenswürdiges. Damit könne man sich täuschen, könne Problematisches umetikettieren, um sich nicht näher damit auseinandersetzen zu müssen. Dabei sei es doch nicht so schwer, etwas dagegen zu tun, meint der Verhaltenstherapeut.

»Für jeden Mist nehmen sich die Leute heutzutage einen Trainer, ob es Tiefschneefahren oder Surfen oder sonst etwas ist, aber bei einem so zentral lebensbeeinträchtigenden Thema setzen sie sich nicht mit einem Experten zusammen.«

Spätestens jetzt bin ich überzeugt: Mein Ordnungsfimmel – oder von mir aus auch Ordnungszwang – stört Martin, und ich bin von mir selbst genervt. Also: »Was soll ich tun?«, frage ich Niedermeier. Zunächst einmal müsse man aufpassen, dass man nicht die falsche Therapie anfängt.

»Wir Experten geraten permanent an Patienten, die Reiki oder Bioenergetik oder auch eine Psychoanalyse machen und deren Leben ruiniert ist, weil sie zehn Jahre lang nichts vorwärtsbringen.« Niedermeiers Zauberwort heißt »Konfrontationstherapie«, eine Methode aus der verhaltenstherapeutischen Behandlung. Statistisch gesehen ist sie das effizienteste Verfahren weltweit, mit einem großen Vorsprung gegenüber allen anderen.

»Das ist nicht nur ein Brett an Studien und Erkenntnissen, das ist eine Betonwand, die es dazu gibt.« Nichts spräche dagegen. »Mit 20 bis 40 Stunden üben kann man seine Zwänge dramatisch verbessern, wenn es gutgeht, sogar atomisieren.« Man müsse nur noch einen Therapeuten finden, der das anständig mache.

»Aber ich bin doch eher ein sanfter Fall«, versuche ich Niedermeier und mich davon zu überzeugen, dass ich ja keine Profi-Behandlung nötig hätte.

»Ja, warum denn nicht?«, fragt Niedermeier. »Wenn Sie

nur leicht betroffen sind, dann sind Sie es doch wahrscheinlich schnell wieder los.« Wer zwei Bier am Tag trinke, könne sich auch leichter erklären lassen, wie man nichts trinkt, als jemand, der zwei Flaschen Whiskey am Tag brauche. Wo er recht hat, hat er recht.

Also los, konfrontiert mich! Aber wie geht das überhaupt? Sind Hartmanns Tipps (Beobachten, Ruhe bewahren, Stopp sagen) nicht auch schon Konfrontation? »Ansatzweise«, meint Niedermeier. Doch das Prinzip, wie man sich richtig konfrontiert, müsse man sich aneignen. Entweder lese man es nach, lasse es sich von Leuten in einer Selbsthilfegruppe oder eben von einem Therapeuten erklären.

»Vielleicht versuche ich es dann doch erst mal allein?«, überlege ich laut.

»Die statistische Chance ist nicht auf Ihrer Seite«, sagt Niedermeier. Ein Zwang habe am ehesten Ähnlichkeit mit einer Sucht. Obwohl man ziemlich schnell und einfach zu dem Ergebnis komme, was das Beste für einen wäre, versage das Hirn die Unterstützung. Deswegen kämen Menschen mit Zwängen in der Regel allein nicht gut voran. In der Regel.

Wir legen auf. Und ich bin unentschlossen.


»Na, und wie läuft's mit den Macken?«, fragt Annabelle, als ich zu ihr in die Küche komme, wo sie gerade einen Apfelkuchen aus dem Ofen holt.

»Ich habe wohl einen Zwang. Meine Ordnungsmacke, das ist anscheinend ein Zwang.« Annabelle zieht eine Augenbraue hoch.

»Das klingt aber nicht gut. Und was sollst du jetzt dagegen machen?«

»Er empfiehlt eine Konfrontationstherapie beim Profi. Von denen gibt es in ganz Deutschland aber nur so 200. Wenn es hochkommt, zehn in Berlin, schätzt er.«

»Na, ob da gerade jemand einen Platz für dich frei hat?«, bezweifelt Annabelle. »Ein Freund von mir ist Coach. Versuch's doch mal mit dem.« Von einem Coach hatte Niedermeier eigentlich eher abgeraten. Der Begriff sei nicht geschützt, ein dreimonatiges Seminar und schwups, schon könne man sich so nennen. Facharzt für Psychotherapeutische Medizin und Psychologischer Psychotherapeut (klingt wie ein Verschreiber, ist es aber nicht), das seien die höchsten Auszeichnungen, die es auf diesem Gebiet in diesem Land gebe. Ich würde mir ja auch nicht von jemandem Zähne implantieren lassen, der das im Schnellverfahren gelernt hat und jetzt alle paar Monate mal praktiziert, sondern vom Fachmann. Allerdings fühle ich mich im Vergleich eher wie jemand mit leichtem Zahnfleischbluten, der keinen Meisterimplanteur mit seinen Wehwehchen von Wichtigerem abhalten sollte.

»Meld dich bei meinem Coach-Freund. Ehrlich«, drängt Annabelle mich und stellt mir ein Stück Kuchen hin.

»Kennt der sich denn mit Konfrontationstherapie aus?«

»Weiß ich nicht, aber der macht dir das sicher weg.«

Als Testimonial für Alexander, so heißt der Coach, nennt Annabelle eine Freundin, die mit Eheproblemen bei ihm war und jetzt wieder glücklich verheiratet sei. Ich weiß zwar nicht, warum mich das von seinen Fähigkeiten als Zwangsexperten überzeugen sollte, aber ich stecke trotzdem den Zettel ein, auf den Annabelle seine E-Mail-Adresse geschrieben hat.

»Was genau macht man denn eigentlich bei so einer Konfrontationstherapie?« »Ehrlich … ich weiß es auch nicht«, gestehe ich. »Wahrscheinlich soll ich mich einer vollen Dosis Unordnung aussetzen.«

»Ob du dann wohl bald viel Zeit in unaufgeräumten Zimmern verbringst? Mit den Händen auf den Rücken gebunden?« Annabelle muss lachen. Ich finde die Vorstellung weniger witzig.

Um einschätzen zu können, wie schlimm es um mich und meine Ordnungsmacke steht, hatte ich mich nach einigem Hin und Her (ist es völlig übertrieben oder doch angebracht?) dazu entschlossen, mal eine Selbsthilfegruppe zu besuchen. Und jetzt, wo ich in einem recht kargen Raum vor Gläsern mit Salzstangen und Thermoskannen mit Kaffee sitze und mir die Geschichten der Gruppenmitglieder anhöre, bin ich froh, hergekommen zu sein. Denn nun bin ich überzeugt, keinen Profi-Therapeuten mit meinen Problemchen belästigen zu wollen. In der Runde sitzen Menschen mit heftigen Kontrollzwängen, Waschzwängen, Zählzwängen. Wozu Sönkes Zwang gehört, weiß ich nicht. Der freundliche Mann um die 40 hat Angst, andere mit einer Krankheit anzustecken, wenn er ihnen zu nahe kommt. Und er befürchtet, dass er Menschen anrempeln könnte, die dann seinetwegen stürzen und sich verletzen.

Alle Anwesenden haben schon Therapien hinter sich, viele nehmen Medikamente ein. Ich fühle mich wie jemand mit Heuschnupfen in einer Gruppe von Neurodermitikern.

Beate, auch eine Betroffene, übernimmt heute die Moderation der Runde und trägt ein paar organisatorische Dinge vor. Dann soll jeder erzählen, wie es ihm in letzter Zeit ergangen ist. Christoph fängt an. Er sei beim Friseur gewesen, er komme gerade mit seinen Zwängen ganz gut zurecht, habe aber seit langem mal wieder jemanden umgebracht. Ich zucke zusammen, die anderen nicken und lächeln verständnisvoll. Christoph hat natürlich nicht wirklich jemanden auf dem Gewissen. Was er meint, sind aggressive Zwangsgedanken, die ihm suggerieren, er könnte jemanden töten – und die unaufhörlich durch seinen Kopf rasen. Christoph leidet zudem an einem ziemlich heftigen Kontrollzwang. Sein imaginäres Mordopfer begegnete ihm, als er gerade im Restaurant auf der Toilette war, um die Kabinen zu inspizieren. Außerdem muss er auf der Straße Fahrscheine aufheben, um nachzusehen, wann diese abgestempelt wurden, und leere Capri-Sonne-Tüten umdrehen, damit er weiß, welche Geschmacksrichtung sie haben. Besonders angetan ist Christoph vom »MHD«, wie er sagt. Das Mindesthaltbarkeitsdatum auf Verpackungen. Auf unserem Tisch steht ein Kaffeeweißer. Dessen MHD habe er natürlich schon längst gecheckt.

»Was wäre denn, wenn er es einfach nicht tun würde?«, frage ich und denke an die Tipps von Hartmann: Ruhe bewahren, Stopp sagen.

»Dann würde ich wahrscheinlich heute mitten in der Nacht noch mal herkommen, um nachzusehen. Ich habe ja den Schlüssel zum Raum, und die M13 fährt durch.« Da scheint jemand schon sehr konkret darüber nachgedacht zu haben.

Nach zwei Stunden beendet Beate die Gruppensitzung mit ein paar netten Worten. »Wir haben ja auch unsere Vorzüge, wir sind sehr verlässlich – und ordentlich.« Rituale hat schließlich jeder, weil sie uns guttun, eigentlich. »Nur haben wir leider die Kontrolle über sie verloren.«

Am Ende werde ich zum nächsten Treffen eingeladen.

Ich denke aber, da sollte ich passen. Es genügt bestimmt, wenn ich meinen kleinen Ordnungszwang selbst in die Hand nehme. Und es wird Zeit, sich um meine zweite Macke zu kümmern: Die Angst vorm Autofahren.

## IM CLUB DER ANGSTHÄSINNEN

Es ist Samstag. Die Sonne scheint, als ich in Neukölln aus der U-Bahn steige. Ein guter Tag, um sich seiner Angst zu stellen. Ich laufe die Sonnenallee entlang, auf dem Weg zur Fahrschule mit dem aufmunternden Namen »Schaffen Wir«, wo heute eine »Infoveranstaltung zur Angsthasenbetreuung« stattfindet, also ein Treffen extra für Fahrfeiglinge, wie ich einer bin.

Von uns scheint es einige zu geben. Allein in Deutschland, so schätzt der ADAC, fahren rund eine Millionen Menschen trotz Führerschein nicht mehr Auto. Angebote, das zu ändern, sind im Vergleich dazu eher überschaubar. Zumindest wenn man sich den Idealfall wünscht: Einen Fahrlehrer, der gleichzeitig therapeutische Fähigkeiten besitzt. So wie hoffentlich Frank Müller. Der Neunundsechzigjährige hat zwar keine psychologische Ausbildung, ist aber immerhin studierter Soziologe – habe ich gelesen. Seit 20 Jahren gehört ihm die Fahrschule »Schaffen Wir«, seit 18 Jahren hat er sich auf »Stress und Schweißausbrüche am Lenkrad« spezialisiert – und mit einem Verhaltenstherapeuten das Buch »Keine Angst mehr hinterm Steuer« geschrieben. Das klingt alles vielversprechend.

»Wie viele Fahrstunden brauche ich wohl, um meine Angst zu überwinden?«, hatte ich bei meinem ersten Anruf in der Fahrschule gefragt.

»Ach, vielleicht so zehn«, war die freundlich-fröhliche Antwort. Da liege ich zeitlich ja auf jeden Fall im Rahmen, zehn Stunden in gut drei Monaten: Schaffen wir! Ich könnte Martin also, wenn alles gut läuft – oder besser gesagt, fährt –, direkt vom Flughafen abholen. Also, jetzt Ruhe bewahren. Davon bin ich aber noch weit entfernt. Wir reden ja hier nur vom ersten Angsthasentreffen.

Die Sonnenallee ist lang, immer noch keine Fahrschule in Sicht. Ich verspüre Mitteilungsbedürfnis. Wie gern würde ich jetzt Martin anrufen, aber nicht nur die neun Stunden Zeitverschiebung halten mich davon ab: Meine »Mission Mackenfrei« soll eine Überraschung werden, habe ich mir überlegt.

»Was?! Du bist jetzt ein lärmliebender, durchschnittlich ordentlicher Mensch, der immer pünktlich mit dem Auto um die Ecke gebogen kommt? Da muss ich dich ja gleich noch mehr lieben.« So oder so ähnlich stelle ich mir unser Wiedersehen vor.

Fast pünktlich komme ich bei der Fahrschule an. Seit dem Gespräch mit den Ans trage ich Martins Uhrengeschenk nicht nur als Schmuck. Respekt vor anderer Leute Zeit ist meine neue Aufgabe.

Dafür, dass hier mein Traum vom furchtlosen Gasgeben wahr werden soll, sieht das kleine Ladenlokal ziemlich unscheinbar aus. Nicht nur von außen. Drinnen stehen alte Aktenordner und Plüschtiere in den Regalen, ein Bonbonglas verstaubt auf dem Empfangstresen, die graue Auslegeware hat in den vergangenen Jahren fleißig Flecken gesammelt.

»Hallo, ich bin Angsthasenfahrlehrer«, begrüßt mich Frank Müller. Er erinnert mich an Vader Abraham, nur ohne Schlümpfe und ohne Haare und Melone auf dem Kopf. Sein Kinn ist das Gegenteil von markant und samt Hals überwuchert von einem weißen Bart. Er schickt mich gleich ins Hinterzimmer, wo die anderen Teilnehmer warten. Fünf Frauen zwischen Anfang 30 und Mitte 40, die bereits mitten im Gespräch sind.

»Kommt denn nun einer, Herr Müller?«, fragt eine schlanke Frau ganz in Schwarz, mit knallrotem Lippenstift, riesigen Knöpfen in den Ohrläppchen und einem Armreif, mit dem sie jemanden erschlagen könnte. Angsthasen hatte ich mir anders vorgestellt. »Mal sehen«, sagt Müller, zuckt mit den Achseln und lächelt verschmitzt, so dass seine Augen hinter der Brille zu kleinen Schlitzen werden. Mit »einer« meint die Dame in Schwarz den Mann, der sich für das heutige Treffen angemeldet hat – und bei tatsächlichem Erscheinen bestaunt werden würde wie ein Rocker auf High-Heels. Denn: Männer outen sich normalerweise nicht in gemütlicher Runde bei Kaffee und Kuchen. Sie bleiben lieber inkognito und buchen nur die Fahrstunden – wie zum Beispiel der Autohändler, der zu Müller kam, als ihm wegen seiner Fahrphobie die Berufsunfähigkeit drohte.

An angstgetriebener Kundschaft mangelt es dem therapeutischen Fahrlehrer nicht. Im Jahr betreut Müller ungefähr 80 Personen, 95 Prozent davon sind Frauen. Einmal im Monat veranstaltet er ein Infotreffen wie heute, bei dem sich die Teilnehmer austauschen können und mehr darüber erfahren, was sie in solch einem Kurs eigentlich erwartet. Wie viele Frauen erscheinen, ist unterschiedlich: Mal sind es zwei, dann wieder neun. Einmal hat Müller auch schon mit einer einzelnen Dame und ihren Ängsten hier gesessen. Heute sind wir sechs, die in einem Stuhlkreis die Thermoskanne mit Kaffee rumgehen lassen. Ein Kieksteller und Kondensmilch stehen auf dem Tisch am Fenster. Erst einmal entbrennt eine Diskussion darüber, warum Männer im Gegensatz zu uns Frauen ihre Ängste nicht offen zugeben können. Dann geht es darum, wie lange man es schon aufgeschoben hat, sich für dieses Treffen anzumelden und wie spontan sich einige dazu entschlossen haben.

Hierherzukommen ist zwar ein erster Schritt, aber sicherlich nicht der schwerste: Zur Fahrstunde schaffe es manch einer nicht, sagt Müller. Sie kämen nicht von der Toilette runter, müssten sich ständig übergeben. Wer solch eine Angst vor der Angst hat, der muss erst einmal lernen »die Angst anzunehmen«, meint Müller. Bei Phobien, verbunden mit Panikattacken, die aus einer Fahrt auf der Autobahn oder durch einen Tunnel eine ernstzunehmende Verkehrsgefahr machen könnten, ginge es nicht mehr ohne Psychotherapeuten. Dieser leiste auf der Couch Vorarbeit, Müller mache dann im Autositz weiter.

So, jetzt aber genug Vorgeplänkel. Es geht zur Sache. Frank Müller ist dafür, dass wir uns alle duzen: »Ich bin der Frank.« Jeder soll seinen Namen nennen und seine Geschichte erzählen. Engagiert stellt Müller sich mit Stift in der Hand an eine weiße Tafel, bereit die einzelnen Fälle in Stichworten zu skizzieren.

Die Gründe, warum die Frauen nicht mehr fahren, reichen von verständnislosen, uneinfühlsamen, pöbelnden – kurzum schlechten – Fahrlehrern über verständnislose, uneinfühlsame, pöbelnde – kurzum schlechte – Partner als Beifahrer bis hin zu Unfällen. Schon kleine Blechschäden oder auch nur Beinahe-Crashs haben bei einigen Teilnehmerinnen völlige Fahrverweigerung ausgelöst.

»Die Psychologen rätseln über euch Frauen«, sagt Müller und macht seine Schlitzaugen. Wenn Mann und Frau einen gemeinsamen Unfall hätten, fahre er meist sofort am nächsten Tag weiter – und sie oft gar nicht mehr. »Wahrscheinlich denken Frauen einfach zu viel nach«, lautet Müllers Diagnoseversuch. Je länger man sein Comeback am Steuer dann aufschiebe, umso schwerer sei es, sich wieder hinters Steuer zu setzen. Die Angst baut sich quasi auf wie ein großes rotes Stoppschild. Am längsten von uns nicht mehr gefahren ist Olga.

»Ich weiß nach 25 Jahren Pause gar nicht, wie groß meine Angst wirklich ist.« Nachdem sie mit ihrem Golf von Hessen nach Berlin gezogen war, verkaufte sie ihr Auto, um Geld zu sparen. Müller notiert: »Umzug nach Berlin. Wagen verkauft.« Ihr Freund habe sie am Steuer seines alten Mercedes angeschnauzt. Müller notiert: »Von Freund kritisiert.« Auch die Mutter sei eine hypernervöse Fahrerin. Müller notiert: »Mutter nervöse Fahrerin.« Abschließend fasst Olga ihre Gefühle zusammen: »Ich bin sehr motiviert. Autofahren könnte doch auch Spaß machen. Ich versuche, den Spaß zu visualisieren. Aber erst mal habe ich Angst.«

Ich bin versucht zu klatschen. Yes, we can! Die anderen nicken zustimmend.

Ein großes Thema unter den Frauen ist die Angst vor sozialem Druck. Wer wird schon gern von seinen Mitmenschen gehetzt, gedrängelt, angehupt?

»Auf dem Lande sind die Leute einfach netter und langsamer«, sagt Stefanie. Die Berliner würden nicht nur rasen und ihre berühmte Schnauze spazieren fahren, sondern im Zweifel sogar handgreiflich werden. Eine Anekdote soll dies belegen: Ihre Freundin habe im Feierabendverkehr einmal den Wagen abgewürgt und ihn aus Panik dann nicht wieder in Gang bekommen. Da sei der Fahrer hinter ihr doch tatsächlich ausgestiegen und wutentbrannt zu ihr rübergestapft. Nur ein geistesgegenwärtiges Runterdrücken der Knöpfe habe die Freundin vor dem Aufreißen der Tür und Schlägen bewahrt, ist sie sich sicher. Das mag ein wenig überzogen klingen, doch schnell sind wir uns einig, von rücksichtslosen Rasern, aggressiven Pöblern – ach was: Mördern – umgeben zu sein.

»Ich habe eigentlich nur gute Erfahrungen mit den Berliner Autofahrern gemacht«, versucht Müller uns zu beruhigen und macht wieder seine Schlitzaugen. Doch: »Negative Eindrücke prägen sich leider immer stärker ein.« Zum ersten Mal klingt er wie ein richtiger Therapeut.

Bei Olivia hat sich in den letzten Jahren leider gleich ein ganzer Haufen negativer Eindrücke angesammelt. Ihren Führerschein hat die Berlinerin vor acht Jahren bei einem – man kann es leider nicht anders sagen – Fahrlehrer-Arsch gemacht. Ständig habe er während der Fahrstunde telefoniert, gar nicht auf sie geachtet.

»Der hat sich überhaupt nicht für mich interessiert«, ärgert sich die zierliche Frau noch heute. Parallel zum Auto- wollte sie auch den Motorradführerschein machen. Doch beim Kreisfahren auf dem Übungsplatz kippte ihre Maschine um, begrub sie zum Teil unter sich. Und wo war der Fahrlehrer? Weit weg und natürlich im Gespräch.

»Erst nach zehn Minuten hat er meine Hilferufe gehört«, erzählt Olivia. Statt sie vorsorglich ins Krankenhaus zu bringen, zwang der Fahrlehrer-Arsch sie, seine Maschine zurück zur Schule zu fahren – trotz Verletzungen an den Beinen. Aufs Motorradfahren hat Olivia danach lieber verzichtet.

Doch damit nicht genug: Olivias Bruder, so erzählt sie, kam bei einem selbstverschuldeten Unfall fast ums Leben. Und ihr Freund, der sei auch noch übervorsichtig, »nicht wegen mir, sondern wegen seines aufgemotzten Autos«. Wenn jeder hier im Raum sein Päckchen zu tragen hat, dann ist es bei Olivia ein ganzer Lastwagen voller XXL-Pakete. Bis heute fragt sie sich, wie sie die Fahrprüfung eigentlich schaffen konnte – 20 Minuten mit zitternden Händen.

»Ich darf fahren, offiziell. Ich fühle mich aber nicht in der Lage dazu«, sagt sie. »Ich habe Angst vor den Leuten, vorm Fahren, vor dem Auto.« Viel Kopfnicken in der Runde. Für ihren neuen Job bei einem Cateringunternehmen muss Olivia nun wohl oder übel wieder ans Steuer. Es geht zwar nur um kleine Wege auf dem Betriebsgelände mit zehn km/h, aber schon das macht ihr Probleme und hat dem VW-Bus der Firma bereits drei Beulen eingebracht.

Als ich als Letzte zu Wort komme, ist die Luft etwas raus aus unserer Runde, sind die Nacken müde vom vielen Nicken. Nachdem ich mich vorgestellt habe, geht Müller auf die Toilette. Egal, jetzt bin ich dran.

Ich hatte einen sehr freundlichen, lustigen Fahrlehrer. Und Cuxhavens Straßen, die sind eh ein Witz, breit, leer, überschaubar. Ich fand es trotzdem immer netter, wenn andere mich gefahren haben. Und so saß ich wenigstens bei den Unfällen, bei denen ich dabei war, nie am Steuer. Schon bevor ich den Führerschein hatte, kollidierte der Kleinbus meines Sportvereins auf der Landstraße mit einem bremsenden Wagen vor uns, der links abbiegen wollte, durch den Aufprall aber auf die andere Straßenseite geschleudert wurde und dort frontal gegen ein anderes Auto knallte. Bei einem anderen Crash fuhr ein Freund den Wagen meines Vaters und unterschätzte die ihm unbekannte, damals noch nicht standardmäßige Servolenkung. Als er aus Spaß bei 100 Sachen am Steuer riss (»Soll ich mal den Mücken ausweichen, damit sie nicht gegen die Scheibe klatschen?«), schlingerten wir hin und her, überschlugen uns mehrfach und landeten kopfüber im Graben. Zum Glück wurde niemand ernsthaft verletzt, nur ich hatte eine kleine Platzwunde am Kopf, das war's. Wieder ein anderes Mal saß ich nachts im Überlandbus, der meine Freundin und mich von einer Karnevalsparty in einer Dorfdisko zurück nach Flensburg bringen sollte. Der Bus rammte ein Auto, das trotz Gegenverkehrs – also uns – abbiegen wollte. Am nächsten Tag las ich in der Zeitung, dass der achtzehnjährige Fahrer gestorben war.

Trotzdem habe ich mir und den Autos gelegentlich noch mal eine Chance gegeben, meist arbeitsbedingt. Zum Beispiel als ich während meines Volontariats von der Magdeburger Volksstimme mit einem Firmenwagen nachts im Dunkeln, im Regen und ohne Navi (weil es das ja damals noch gar nicht gab) in ein Kaff in Sachsen-Anhalt geschickt wurde. Bis heute weiß ich nicht, wie ich es zur Jahreshauptversammlung des Dorfvereines geschafft habe. Ich erinnere mich nur noch daran, wie ich am Rande einer Landstraße parken musste und beim Blick auf die Straßenkarte die mir völlig unverständlichen, kleinen gelben Linien und großen grauen Flächen mit Verzweiflungstränen durchnässte.

Mein letztes Autoabenteuer fand bei einer Recherche für eine Reisegeschichte auf der portugiesischen Insel Madeira statt. Man stellte mir großzügigerweise einen Mietwagen zur Verfügung. Und da ich als Reiseredakteurin nicht zugeben wollte, kein Auto zu fahren, nahm ich die Herausforderung an. Auf so einem kleinen Eiland würde ich ja wohl mal ein paar Runden drehen können. Was ich nicht bedachte: Die gesamte Insel hat Mittel- bis Hochgebirgscharakter. Und so stand ich auf dem Weg in mein Hotel, das dummerweise abgelegen über der Hauptstadt Funchal schwebte, plötzlich senkrecht am Berg. Auf den Serpentinen kam mir ein Bus entgegen. Hinter mir warteten Autos. Mal wieder tränenüberströmt ließ ich den Wagen zurückrollen und dann für den Rest der Woche am Straßenrand stehen. Am Ende machten die vielen Taxifahrten den Artikel über das schöne Madeira zu einem hässlichen Minusgeschäft.

Wow, jetzt fällt mir erst auf, wie schlecht es um meine Beziehung zum Auto steht. Kein Wunder, dass wir uns schon vor Jahren wegen unüberbrückbarer Differenzen getrennt haben. In meiner Phantasie herrscht auf den Straßen Chaos, ich verliere den Überblick, Menschen sterben.

Zum Abschluss erzähle ich noch von den Fahrstunden, die mir Martin zum Geburtstag geschenkt hat. Wie prima alles lief, weil jemand neben mir saß, und dass es nicht mehr prima lief, als niemand mehr neben mir saß.


»Einfach mal fahren, dann wird das schon wieder. Das denken viele, aber so funktioniert das nicht«, sagt Müller, der von der Toilette zurück ist. Ich bin gespannt, was die Fahrschule »Schaffen Wir« anders machen wird als die Fahrschule »Fit for drive«, bei der ich vorher war. Müller scheint meine Gedanken gelesen zu haben und erklärt den Ansatz der von ihm entwickelten Angsthasen-Methode. Sich nicht aus der Ruhe bringen zu lassen, ist oberstes

Gebot. Müller propagiert langsames Fahren, auch wenn das die anderen Verkehrsteilnehmer mal ärgert. Um seinen Fahrschülern ein dickes Fell anzutrainieren, lässt Müller sie zudem absichtlich Fehler machen – und die Konsequenzen aushalten.

»Wir werden das Auto an der Ampel abwürgen, und die Leute mal zwei bis drei Minuten hupen lassen«, ist einer seiner Vorschläge. Um Stress am Steuer zu reduzieren, sollen die Angsthasen lernen, sich selbst zu beruhigen. Ein Trick ist das laute Aussprechen von Sätzen wie »Ich bin nervös – ich beruhige mich« oder das Ansagen, wie aufgeregt man gerade ist – auf einer Skala von eins bis zehn. Ab fünf oder sechs muss der Paniker raus aus dem Verkehr und rechts ranfahren.

»Ich werde euch beibringen, mit der Angst umzugehen, nicht sie zu bewältigen«, sagt Müller. Wenn das gemeinsame Fahren im Schulungswagen gut läuft, kommt das eigene Auto zum Einsatz, erst mit Müller auf dem Beifahrersitz, dann mit ihm auf der Rückbank. Und irgendwann gelangen die Teilnehmer – hoffentlich – an den Punkt, »wo die Fahrschule sie allein lassen muss«.

Eine Erfolgsgarantie kann Müller leider nicht geben. Er versuche, wenn das Programm zur Bewältigung der Fahrangst abgeschlossen ist, Kontakt mit seinen Angsthasen zu halten. Zwei Drittel, so schätzt er, fahren weiter. Wer will, kann sich jetzt für eine erste Fahrstunde anmelden.

»Bei euch allen geht es dann im Gewerbegebiet los«, sagt Müller. Ich trage mich ein und laufe mit Olga, der Yes-we-can-Teilnehmerin, auf der Sonnenallee zurück zur U-Bahn. Olga hat sich vor ein paar Monaten von ihrem Freund getrennt – und so auch ihren Chauffeur verloren. Sie muss und will wieder selber fahren.

»Allein zu hören, dass es vielen Leuten so geht wie mir, hat mir schon geholfen«, sagt sie. Geteiltes Leid.

Nicht mehr lange, und ich werde Auto fahren, denke ich – und bin ganz aufgeregt.

# AUF DIE PLÄTZE, FERTIG – UND IMMER NOCH NICHT LOS

Das Erste, was ich heute Morgen im Radio höre, als ich mir in der Küche einen Kaffee mache: »Ein Toter bei schwerem Unfall auf der A12.« Involviert sind ein Lastwagen und zwei Pkws. Natürlich wird diese Meldung nicht gebracht, weil es eine wichtige Nachricht wäre, dass ein Mensch im Verkehr ums Leben kommt. Nein, es geht um den Stau, der auf der Autobahn entsteht. Dann schaue ich auf Spiegel Online, was sonst noch so los ist in der Welt. Aha! »Polizist aus Obama-Konvoi stirbt in Florida bei Verkehrsunfall.«

In zwei Stunden werde ich meine erste Fahrlektion bekommen – und langsam macht mich das Projekt Autofahren nervös. Gut, dass wir heute nur im Industriegebiet üben wollen. Also erst mal eher ein Hineinwaten in eine lauwarme Pfütze als der Sprung ins kalte Wasser. Beruhigend.

Trotzdem treffe ich Sicherheitsmaßnahmen. Erstens: Zopf. Keine offenen Haare sollen mir beim Fahren ins Gesicht fallen und die Sicht erschweren. Zweitens: Festes Schuhwerk. Drittens: Ein bequemes Kleid, das mich auch beim Schulterblick nicht einengt. Zu gut vorbereitet kann man nie sein.

Ich schwinge mich aufs Fahrrad, radle bis zur U-Bahn. Der Lautsprecher am Gleis krächzt irgendetwas von »Betriebsstörung … Feuerwehreinsatz … Information folgt«. Natürlich bin ich eh schon spät dran. Mit dem Fahrrad schaffe ich die Strecke von Mitte bis nach Neukölln auf keinen Fall. Also: Taxi. Ich springe in einen cremefarbenen Wagen.

»Wohin?«, fragt der Mann hinterm Steuer.

»Sonnenallee.« Wir drängeln uns in den Verkehr.

»Welche Höhe?«

»58.«

»Was soll da sein?«

»Fahrschule.« Er grinst und zeigt auf seinen Platz.

»Na, wenn Sie fahren lernen wollen, dann setzen Sie sich doch hierher. Fahren Sie mich.« Der lustige Mann hat einen ziemlich starken russischen Akzent. Ich grinse zurück und schüttele den Kopf. »Warum ist Ihre Fahrschule so weit weg? Ist die was Besonderes?«

»Sie ist für Leute, die zwar einen Führerschein haben, aber aus Angst nicht fahren.« »Was, Sie haben einen Führerschein? Und dann nehmen Sie Fahrstunden?« Er klingt, als hätte ich ihm gerade gesagt, dass Väterchen Frost eine Frau ist. »Das ist doch Schwachsinn, wenn Sie den schon haben.«

»Ich habe halt Angst«, versuche ich mich zu verteidigen. Kurze Pause. Wir fahren weiter die Torstraße entlang. Dann fragt der Russe: »Kostet das was?«

»Ja, so 80 Euro die Stunde.« Er schaut nicht mehr auf die Straße, sondern mit aufgerissenen Augen zu mir rüber.

»Was?! Wir hätten diese 80 Euro vertrinken können.« Pause. »Komisch, was auf dieser Welt passiert«, wundert er sich. »Ich habe im Moskauer Zoo einen Bären und einen Affen auf einem Motorrad gesehen. Wenn die fahren können, dann müssen Sie das doch auch können.«

Interessante Sichtweise. Mir fällt keine gute Antwort ein. Also schweige ich. Der Russe nicht. Sein Sohn habe gerade den Führerschein gemacht. Am Platz des 4. Juli und auf der Goertzallee hätte er vorher mit ihm geübt. Immer sonntags oder am späten Abend.

»Das war natürlich illegal. Aber Sie, Sie können da fahren, ganz legal. Sie haben einen Führerschein.« Er nimmt eine Hand vom Steuer und fasst sich an die Stirn. »Soll doch einfach Ihr Freund mit Ihnen üben.«

»Wir haben das schon mal versucht«, sage ich kleinlaut.

»Bis zur Schlägerei?« Er lacht.

»Nein, so ist das bei uns nicht«, sage ich und muss an meine Heulattacke am Steuer denken.

»Das ist weggeschmissenes Geld«, sagt der Fahrer.

»Hatten Sie schon einmal einen Unfall?«, frage ich.

»Jaaa, vieeele. Aber so ist das Leben.«

»Und ist schon mal jemand verletzt worden?«

»Nein«, sagt er und scheint nachzudenken. »Nicht wirklich.« Einmal habe er zwar die Taxitür aufgemacht, als gerade ein Radfahrer vorbeifuhr. Der habe die Tür aber nur gestreift. »Ich habe gefragt, ob ich ihm einen Krankenwagen rufen soll. Aber er hat nur ›nee‹ gesagt und ist weitergefahren.«

Wir kommen an eine große Kreuzung hinter dem Ostbahnhof und warten an der Ampel. Auf der Verkehrsinsel vor uns lehnt ein Fahrrad am Laternenpfahl. Es ist komplett weiß angestrichen. Nicht nur der Rahmen, auch die Felgen, die Schläuche, die Klingel, einfach alles. Als hätte man es in einen riesigen Topf Tipp-Ex getunkt. Am Rahmen hängt ein Zettel, eine Todesanzeige: »Hier starb ein dreiundzwanzigjähriger Radfahrer.« Ein Mahnmal.

»Sehen Sie, dafür möchte ich nicht verantwortlich sein«, sage ich zum Russen.

»Ach, das war ein Lkw. Diese verrückten Lkw-Fahrer, die können doch nichts sehen, wenn sie rechts abbiegen.« An 90 Prozent der Fahrradunfälle seien sie schuld, meint er. Wahrscheinlich ist das nur eine sehr grobe Schätzung, doch so komisch das ist: Sie beruhigt mich irgendwie. Solche Statistiken beruhigen mich. Ich nehme mir vor, später ein paar Zahlen, Daten, Fakten im Internet zu recherchieren. Und wenn ein Mann, der den halben Tag auf den Straßen unterwegs ist, noch niemanden ernsthaft verletzt hat, Bären und Affen sogar fahren können, dann sollte ich mich wohl langsam mal zusammenreißen. Also ab zu Frank Müller, selbst das Steuer in die Hand nehmen.

Motiviert und angestachelt drücke ich die Tür zur Fahrschule auf. Frank Müller kommt gerade mit einem Blumentopf aus dem Hinterzimmer. Nicht, um ihn mir zu überreichen, weil ich so tapfer bin, wieder mit dem Autofahren anzufangen. Nein, er hat die Blümchen gerade gewässert. Müller stellt die Zimmerpflanze sorgsam zurück an ihren Platz im Fenster, lächelt milde – und bremst mich und meinen Tatendrang.

»Kommen Sie erst mal mit rüber. Wir machen noch einmal ein Einführungsgespräch.« Ich dachte, das hätten wir bei diesem Gruppentreffen bereits erledigt. Langsam geht Müller vor ins hintere Zimmer. Seine Körperspannung erinnert mich an Karl Dall. So stellt man sich keinen Helden der Straßen vor, keinen Retter der Verängstigten.

Müller kramt einen Fragebogen aus dem Aktenordner und liest ab.

»Wie lange sind Sie schon nicht mehr gefahren?« Ich rechne nach: Wann habe ich den Führerschein gemacht?

1992. Dann habe ich in Amerika als Au-pair noch die Kinder kutschiert. 1993.

»Hm, 19 Jahre müssten es sein«, antworte ich, selbst verwundert darüber, wie lange das schon her ist. Meine Versuche, danach doch wieder auf der Fahrerseite einzusteigen, sind alle kläglich gescheitert. An einen erinnere ich mich noch besonders gut, aus aktuellem Anlass. Vor ein paar Jahren hatte ich Martin schon einmal versprochen, ihn nach einem Jungsurlaub vom Flughafen abzuholen – mit seinem Auto. Zur Sicherheit hatte ich einen Freund gebeten, noch mal mit mir zu üben. Der arme Thorsten! Zuerst bin ich mit ihm über die Verkehrsinsel am Hackeschen Markt gebrettert.

»Es war dunkel. Ich habe sie einfach nicht gesehen«, sage ich zu Müller und zucke mit den Schultern. »Vielleicht bin ich nachtblind«, überlege ich.

»Das können Sie ja mal beim Augenarzt prüfen lassen«, meint er.

Und dann musste Thorsten, obwohl ich ihn bereits in Kreuzberg abgesetzt hatte, noch mal nach Prenzlauer Berg eilen, um mich – oder besser gesagt, das Auto – zu retten. Dort, wo Martin damals gewohnt hat, gab es einfach keinen Parkplatz, der mir groß genug schien. Also stand ich in der zweiten Reihe und rief Thorsten an. Am Telefon versprach ich ihm, das Taxi zu zahlen, wenn er nur schnell kommen würde. Thorsten kam, war nicht begeistert, aber mitfühlend, parkte ein und fuhr mit dem Taxi wieder zurück. Auf meine Kosten. Auch Martin musste sich eine Woche später ein Taxi am Flughafen nehmen.

Müller geht auch noch die anderen Fragen auf seinem Zettel durch. Ganz in Ruhe. Wie war der Fahrlehrer?

Wie schon beim Angsthasentreffen gesagt: nett. Wie die Führerscheinprüfung? Wie ebenfalls schon gesagt: prima. Warum hatte ich irgendwann Angst?

»Ich nehme an wegen der Unfälle, die ich ja auch schon beim Angsthasentreffen erwähnte.« Viel scheint sich Müller nicht gemerkt zu haben, denke ich. Aber dann fällt mir ein, dass er ja auf der Toilette war, als ich davon erzählt habe. Dann will ich auch etwas wissen.

»Sollte jemand mit Fahrangst, so wie ich, lieber ein kleines Auto fahren? Vielleicht einen Smart oder einen Mini?« Meine Theorie ist, dass die Radfahrer dann wenigstens nicht so schwer verletzt werden, wenn man sie aus Versehen vom Sattel holt. Schon lange warte ich darauf, dass ein Auto erfunden wird, dessen Karosserie aus Gummi ist. Eine fahrende Gummizelle sozusagen, an der andere Autos, Fußgänger und Radfahrer beim Zusammenstoß einfach weich abfedern würden. Müller holt mich aus meinen Zukunftsträumen.

»Auch wenn Sie ein kleines Auto fahren, ein Restrisiko bleibt immer. Davon kann ich Sie nicht freisprechen.« Im Haushalt, so viel könne er sagen, würden aber mehr Unfälle passieren als auf der Straße. Ich bin zwar statistikbegeistert, aber das bringt mir jetzt leider gar nichts. Trotzdem erzählt Müller sehr ausführlich, wie er einmal eine Leiter auf einen Tisch gestellt hatte, um irgendetwas zu reparieren, und dann abrutschte. Bitte, Angsthasenfahrlehrer, schalte einen Gang höher. Ich will jetzt endlich ins Auto! Ich hätte nie gedacht, dass ich mal jemanden drängen würde, mich endlich fahren zu lassen. Ob das eine schlaue Strategie von Müller ist? Den ängstlichen Fahrschüler so lange schmoren lassen, bis er unbedingt Gas geben will?

Wir gehen los. Ab auf die Straße. Endlich! Müller hat keinen eigenen Parkplatz für seine Fahrschule, weshalb seine Wagen überall stehen können. Heute finden wir den alten dunkelblauen Ford Fiesta in einer Seitenstraße. Wir müssen einmal über die vierspurige Sonnenallee – ohne Ampel mit Zwischenrettung auf einer Parkinsel. Na, wenn man das schon mal überlebt hat.

»Wie ist Ihre Angst auf einer Skala von eins bis zehn?«

»Fünf«, antworte ich. Denn aufgeregt bin ich schon. Ins Gewerbegebiet schaffen wir es heute nicht mehr.

»Dafür ist es jetzt schon zu spät«, meint Müller, kein Wunder bei seinem entspannten Fragestil. Er fährt den Fiesta in eine ruhige Straße und parkt an einem Kanal unter Bäumen. Ganz idyllisch. Wir wechseln die Seiten und lauschen erst einmal dem Motor.

»Lassen Sie die Kupplung mal ganz langsam kommen. Das ist nicht gut für die Kupplung, aber *Sie* sind wichtiger.« Hach, das fühlt sich doch mal schön nach betreutem Fahren an. Ich schalte in den Leerlauf.

»Lassen Sie den Zeiger mal bis 1500 hochgehen«, sagt Müller, während ich im Stand mit der Drehzahl herumexperimentiere. Dann stellen wir Sitz und Spiegel ein,. Gas, Kupplung, Bremse. Check. Alles da.

»Wie ist Ihre Angst auf einer Skala von eins bis zehn?«, fragt Müller erneut.

»Drei«, antworte ich diesmal. Bislang gibt es ja auch keinen Grund, sich aufzuregen. Würde Müller jetzt allerdings einfach aussteigen und mich allein zurückfahren lassen, wäre es wohl eher eine Neun.

Mit Müller an meiner Seite fahre ich über das Kopfsteinpflaster, einmal rechts, wieder rechts auf der anderen Seite des Kanals entlang – und vorwärts in eine Parklücke.

Ein gutes Gefühl. Und leider war es das auch schon für heute. Schade.

Wir laufen zurück zur Fahrschule.

»Wie viele Stunden, würden Sie sagen, brauche ich denn, bis ich wieder Auto fahren kann?«, frage ich Müller, der ja nun weiß, was ich so kann. Bei einem leichten bis mittelschweren Fall würde Müller von 15 bis 20 Stunden ausgehen.

»Aber Sie fahren ja so schön, da würde ich mit weniger rechnen.« Ich freue mich, als hätte man mir gerade ein Seepferdchen-Abzeichen für den Straßenverkehr verliehen.

»Das war ja jetzt auch noch nicht so schwierig«, spiele ich meine Leistung herunter. Woraufhin Müller mir von der ersten Fahrstunde mit Olivia erzählt, der Frau mit dem üblen Fahrlehrer und dem Motorradunfall. Zehn Meter sei sie in 90 Minuten vorangekommen – und das im Industriegebiet. Schon als sie den Schlüssel ins Zündschloss stecken musste, habe sie Panik bekommen.

»Aber wovor denn?«, frage ich.

»Davor, die Kontrolle über das Fahrzeug zu verlieren.«

Müller übt mit Olivia nun Entspannungstechniken: Ruhiges Atmen und lautes Sprechen. Sie soll das Lenkrad mit den Händen fest umklammern und die Arme anspannen. Dann loslassen. Progressive Muskelentspannung nennt sich das.

Ich bin also ein leichter Fall?

»Oh, ich freu mich schon aufs Fahren!«, jubele ich leise und strahle Müller an. »Warten wir es ab«, bremst er mich. Er hatte mal eine Frau als Schülerin, die sei sehr gut gefahren. Wenn er neben ihr im Fahrschulauto oder auch auf der Rückbank ihres Autos saß. Doch als sie Kolonne mit

Müller fahren sollte – also hinter ihm her, allein in ihrem eigenen Smart, eine einfache Strecke, die sie gut kannte – ging das gar nicht.

»Wir mussten abbrechen.« Okay, nicht zu früh freuen. »Bis zum nächsten Mal«, verabschiedet sich Müller und schlurft über die Sonnenallee zurück zur Fahrschule.

Wieder zu Hause, finde ich einen Paketbenachrichtigungszettel im Briefkasten. Ich kann mir denken, von wem die Post ist, die beim Nachbarn auf mich wartet. Von Amazon. Wolf Hartmann von der Deutschen Gesellschaft Zwangserkrankungen hatte mir ein Buch empfohlen, mit dem ich die von Nico Niedermeier vorgeschlagene Konfrontation auch im Alleingang hinbekommen müsste. Also habe ich mir den Ratgeber »Zwangsstörungen verstehen und bewältigen – Hilfe zur Selbsthilfe« im Internet bestellt. Und wo ich schon mal dabei war, auch gleich die von Amazon dazu empfohlene DVD »Den Zwang abstellen – schnell und effektiv mit Klopfakupressur und Qigong« in den virtuellen Einkaufswagen gelegt.

Dem Psychologischen Psychotherapeuten in Berlin, den ebenfalls Hartmann mir ans Herz gelegt hatte, konnte ich nur meine Nummer auf dem Anrufbeantworter hinterlassen. Er würde sich melden, hatte das Band gesagt, aber nur wenn er in zwei bis drei Wochen einen Therapieplatz anbieten könne. Mein Anruf ist nun schon eine Woche her – und er hat sich bislang nicht gemeldet. Warum sollte es bei einem Psycho-Doktor auch anders sein als bei einem Orthopäden oder einem Augenarzt? Solange man kein akuter Fall ist, einem nicht das Bein abfällt oder man kurz vorm Suizid steht, muss man ausharren – einen Monat, vielleicht auch zwei. Um bei einem Hautarzt vorsprechen zu dürfen, habe ich schon mal drei Monate gewartet. Nach einem Vierteljahr war der Ausschlag dann eh von allein weggegangen. Die Zeit heilt manchmal tatsächlich Wunden. Meine Macken aber wahrscheinlich nicht.

Auf dem Weg zu den Nachbarn im Vorderhaus lege ich wieder, ohne zu zögern, die Matten gerade. Wer weiß, vielleicht hat sich das Thema ja nun eh bald erledigt. Dann muss ich mich jetzt auch nicht mehr am Riemen reißen.

Zum Lesen habe ich heute Abend keine Lust mehr. Von meiner ersten Fahrstunde bin ich ganz schön platt. Anstrengend, dieses Autofahren. Ich schiebe also das Buch erst mal zur Seite, schnappe mir die DVD und schlurfe kraftlos wie Müller zur Couch. Mal schauen, was es mit dem Klopfen auf sich hat.

# VÖLLIG BEKLOPFT

Wenn ich hätte raten sollen, was Klopfakupressur ist, dann hätte ich vermutet: Akupunktur – nur dass nicht gestochen, sondern geklopft wird (was ich bei einer Selbsttherapie immer vorziehen würde). Und prinzipiell hätte ich mit meiner Annahme sogar recht gehabt: Auf der Rückseite der DVD-Hülle lese ich: »Mit der Klopfakupressur (Akupunktur ohne Nadeln mit psychologischer Komponente) wird der Druck (…) einfach weggeklopft.«

Akupunktur hat ja viele Anhänger – inzwischen auch in der westlichen Welt. Anke zum Beispiel lässt sich schon seit langem Nadeln in den Körper pieksen, gegen ihre Migräne. Sie schwört darauf. Mich wollte sie auch schon mitnehmen. »Bei deinen Rückenschmerzen zahlt sogar die Kasse«, meinte sie. Trotzdem habe ich es bei der mir vertrauten Krankengymnastik belassen. Doch man kann dem Klopfen sicherlich mal eine Chance geben. Gekauft habe ich die DVD allerdings vor allem wegen ihres Covers: »Den Zwang abstellen« steht dort in großen Buchstaben und dazu wird ein Herdschalter gezeigt. Klare Ansage – und »schnell und effektiv« soll es auch noch gehen. Doch schon die ersten Sekunden der DVD lassen mich zweifeln, ob Klopfakupressur tatsächlich das Richtige für mich ist. Auf dem Bildschirm taucht das Foto einer Lichtung im Wald auf, dann ein Zitat von Bruce Lee (»Man kann dir den Weg weisen, aber gehen musst du ihn selbst«) in schnörkeliger Schreibschrift, umrandet von gelbem Nebel. Ein metallischer Tonregen prasselt nieder. Fehlt nur noch Walgesang und ein Regenbogen, dann würde ich die DVD sofort wegschmeißen. 20 Euro für die Tonne. Doch zum Glück erklingt stattdessen eine Stimme aus dem Off und verkündet, dass nun Dr. Christoph Wölk von der Universität Osnabrück das Geleitwort sprechen wird.

Dr. Wölk ist mir sofort sympathisch, auch wenn ich ihn nicht zu Gesicht bekomme. Seine Berufsbezeichnung beruhigt mich. Er ist Psychologischer Psychotherapeut und Mitbegründer der Deutschen Gesellschaft Zwangserkrankungen. Das klingt doch ganz nach meinem geerdeten Geschmack. Würden Wölks fachmännische Worte doch bloß nicht von diesem kitschigen Keyboard-Gedudel untermalt. Auch die schlecht ausgeleuchteten Filmchen von einer Frau, die sich beklopft, entsprechen nicht meiner Vorstellung von ärztlichem Sachverstand. Wie kleine Raumschiffe fliegen die Filme durch die weißen Weiten des Bildschirms. Aber immerhin: Danach werden Statistiken genannt. Zwei bis drei Prozent aller Menschen litten im Laufe ihres Lebens einmal unter Zwängen. Das klingt vielleicht zunächst einmal nicht viel, doch wenn man einmal nachrechnet, dann sind das allein in Berlin mindestens 70 000 Menschen. Bislang habe es nur eine bittere Medizin dagegen gegeben, sagt Wölk: »Die Konfrontationstherapie«, oder pathologisch ausgedrückt »Exposition«. Die kenne ich ja bereits. Zumindest vom Hörensagen, von Niedermeier. Das passende »Hilfe-zur-Selbsthilfe«-Buch habe ich schon hier liegen.

»Fast nicht zu glauben«, sagt Wölk weiter und klingt dabei leider nicht mehr ganz so wissenschaftlich, »dass sich jetzt herausgestellt hat, dass dieser Medizin gegen den Zwang das Bittere genommen werden kann.« Dank Klopfakupressur, einer aus den USA importierten Methode. Sie gehöre zur Gruppe der energetischen Psychotherapien, die auf dem mehr als 2000 Jahre alten Wissen der Traditionellen Chinesischen Medizin basieren. Wer schon einmal eine Frauenzeitschrift gelesen hat, weiß, dass wir demnach nicht nur aus Materie bestehen, sondern auch aus Lebensenergie (Qi), die durch Kanäle (Meridiane) in unserem Körper fließt. Durch das Beklopfen von Meridianpunkten, sagt Wölk, ließe sich die Konfrontation effektiver und effizienter gestalten. An dieser Stelle wird der Psychotherapeut von einer Frauenstimme unterbrochen, die die Frage »Kann und darf es so einfach sein?« in den Raum wirft – und dort stehen lässt. Da hat wohl jemand zu viel Teleshopping geschaut. Dazu erscheint ein Schraubenschlüssel auf dem Bildschirm. Bevor es mit dem Psycho-Heimwerkerkurs losgeht, hole ich mir erst mal ein Glas Rotwein.

Zurück auf der Couch, werde ich wieder von einer Stimme aus dem Off begrüßt, die, wie sich nun herausstellt, Andreas Seebeck gehört, dem Macher der DVD. Der Heilpraktiker plaudert erst mal aus dem Praxis-Alltag: Herbert zum Beispiel sei zu ihm gekommen, weil er Klopfakupressur ausprobieren wollte. Der langjährige Zwangspatient habe bei ihm wie auf heißen Kohlen gesessen. Denn er war sich nicht sicher, ob er sein Auto auch wirklich abgeschlossen hatte. Seebeck habe Herbert daraufhin fünf Minuten beklopft, der Druck wäre danach einfach weg gewesen. Eine gemütliche Stunde lang hätten sie sich dann noch unterhalten. Halleluja!

Für mich klingt das so überzeugend wie ein amerikanischer Fernsehprediger. Klopf, klopf, wer ist da? Die

Lösung all deiner Probleme. Ich will sofort hören, was Dr. Wölk dazu zu sagen hat. Doch Dr. Wölk kommt nicht wieder.

Stattdessen tauchen Fotos von roten Rosen, Wolken und Gorillamasken auf, um dann langsam wieder zu verblassen, sphärische Musik wabert im Hintergrund. Auch mit Andreas Seebecks freundlich-einschläfernder Stimme, den Computereffekten für Anfänger und den heranzoomenden Poesiealbumsprüchen (»Es gibt nichts Gutes, außer man tut es«) kann ich mich nicht anfreunden. Doch wenn man ein Buch nicht nach dem Cover beurteilen soll, dann doch bestimmt auch nicht die Klopfakupressur nach dieser schlecht gemachten DVD. Ich bleibe dran. Ästhetisch besonders gewagt finde ich allerdings einen Schwamm, der zur Untermalung des Putzzwangs langsam aus einem Bergsee auftaucht und dabei rot zu leuchten scheint. Und als vor dem Foto einer vergilbten Einbauküche der Herdschalter vom Cover wie ein Ufo nach vorn gebeamt wird, hole ich mir doch lieber noch ein zweites Glas Rotwein. Dann klappt das bestimmt gleich besser mit der Horizonterweiterung.

Nach Dr. Wölk sagt nun auch Andreas Seebeck endlich ein paar informative Sätze zur Klopfakupressur. In den 1980er Jahren entdeckte der Amerikaner Dr. Roger Callahan, dass sich allein durch das Beklopfen bestimmter Akupunkturpunkte unangenehme Emotionen auflösen lassen. Ableger seien zum Beispiel MET, die Meridian-Energie-Technik, erfunden von einem Herrn namens Rainer Franke. Oder EFT, Emotional Freedom Techniques (Techniken der Emotionalen Freiheit) von Gary Craig. Von ihm stammt der Satz »Tune in to the problem and tap.« Konzentriere dich auf dein Problem und klopfe. »Warum diese Technik so erfolgreich ist, kann noch niemand mit Sicherheit sagen«, meint Seebeck. Man nehme aber an, dass negative Emotionen Unterbrechungen im Qi-Fluss des Körpers verursachen, die durch das Beklopfen einfach aufgelöst werden. Das klingt doch gut – zumindest ganz einfach. Ich bin wieder voll bei der Sache. Und nach einer halben Stunde und dem dritten Glas Rotwein geht es auch endlich um den praktischen Teil – Klopfakupressur in sechs Schritten. Ich schnappe mir Zettel und Stift und schreibe mit.

Schritt eins: Das Problem laut aussprechen und den aktuellen Stresspegel auf einer Skala von null (alles gut) bis zehn (Nervenzusammenbruch) festlegen.

Schritt zwei: Einstimmungssatz dreimal aufsagen und dabei die Handkante beklopfen. »Auch wenn ich dieses Problem habe, akzeptiere ich mich, so wie ich bin.« Wobei ich »dieses Problem« durch eine Formulierung meiner Wahl ersetzen soll.

Schritt drei: Meridianpunkte beklopfen. Es sind acht Stück: über der Augenbraue, im Augenwinkel, unter dem Auge, unter der Nase, zwischen Unterlippe und Kinn, auf den Schlüsselbeinen, unter der Achsel, auf dem Kopf. Jedes Mal dreimal klopfen und dabei das Problem laut aussprechen.

Schritt vier: Den Handrücken beklopfen und dabei – nach einem tiefen Durchatmen – folgende koordinatorische Herausforderungen meistern: Ohne den Kopf zu bewegen scharf nach links unten und nach rechts unten schauen, die Augen zweimal im und zweimal gegen den Uhrzeigersinn drehen, einige Takte einer Melodie summen, schnell von zehn bis null runterzählen, noch einmal die Melodie.

Schritt fünf: Wieder alle acht Punkte durchklopfen.

Schritt sechs: Stresscheck. Immer noch unruhig? Dann das Ganze noch mal.

Noch mal? Das klingt aber weniger nach schnellem Schalterumlegen als nach einer Choreographie von Detlef D! Soost. Und das jedes Mal, wenn ich einen Stapel sortieren will oder mich ein schief liegendes Blatt anstarrt? »Bleiben Sie dran«, sagt Seebeck, »manchmal dauert es etwas.«

Auch das noch.

Missmutig lege ich DVD 2 ein. Was wohl jetzt noch kommt? Gabriele Raubart, Mitautorin und selbst jahrelang Zwangspatientin, sitzt auf einem Stuhl, bereit, das Prozedere jetzt noch einmal vorzumachen (endlich Filmaufnahmen und nicht nur zoomende Standbilder!).

O mein Gott, das sieht ja noch skurriler aus als in meiner Vorstellung. Ob man davon zusätzlich eine Klopf-Zwangsstörung bekommt? Auf jeden Fall muss ich mit dieser Methode durch sein, bevor Martin zurückkommt. Allein der Augentanz wirkt so verrückt, dass er sich nach seiner alten Ordnungsfanatikerin sehnen oder sofort zurück zu den Kängurus fliehen wird.

Nach der Klopfakupressur führt Frau Raubart noch zwei Qigong-Übungen vor: Los geht es mit der Schüttelübung. Da bin ich dabei. Beim Kampf gegen die Macken muss man sich auch mal locker machen. Zehn Minuten schüttele ich mich wie ein menschlicher Cocktailshaker: auf und ab, hin und her. Fühlt sich gar nicht mal schlecht an. Danach sind »die sechs heilenden Laute« an der Reihe: Wie ein Geist schwebt Frau Raubart auf ihrem Stuhl durch Wälder, über Wiesen und durch Baumkronen – während sie, Seebeck und ich »Schüüüüüüü!« rufen, frisches leuchtendes Grün in unsere Lebern strömen lassen und graue verbrauchte Energie ausatmen. Ich versuche ernst zu bleiben, doch als Frau Raubart mit einem lauten »Kaaaah!« in den roten Abendhimmel fliegt, kann ich nicht mehr. Sollen die beiden die anderen vier Farben allein in sich aufnehmen.

Und doch: Vielleicht ist es der Rotwein oder das Schütteln. Als die DVD zu Ende ist, fühle ich mich zu allem bereit. »Setzen Sie sich nicht unnötig unter Druck, die Methode funktioniert, egal ob Sie daran glauben oder nicht«, hatte Seebeck gesagt. Na, dann kann ja nichts schiefgehen. Ich mache mich auf die Suche nach einem unruhestiftenden Objekt. In meiner Wohnung ist allerdings mal wieder alles ordentlich. Dann muss ich wohl zu meinen Fußmatten.

Es ist bereits halb elf. Ich luge durch den Türspalt. Alles ruhig im Treppenhaus. Es ist dunkel, nur der Vollmond fällt durch die Fenster im Flur. Auf Socken husche ich nach draußen. Auf unserer Etage sieht alles prima aus. Leider. Ich tapse die Treppe hinunter. Ah, auf die Spörl-Familie ist Verlass. Umgekippte Kinderstiefel auf schiefer Matte. Mein Stresspegel liegt zwar nur bei fünf, würde ich sagen, Alkohol sei dank. Aber der muss jetzt noch weiter runter.

»Auch wenn diese Fußmatte Unruhe in mir auslöst, akzeptiere ich mich so, wie ich bin«, flüstere ich den Einstimmungssatz. Dreimal, dann fällt mir ein, dass ich ja das Handkantenklopfen vergessen habe. Verdammt, noch mal. So, jetzt mit dem Finger erst die Augenbraue, dann neben dem Auge, unter dem Auge, unter der Nase, auf dem Kinn, Schlüsselbeine, unter der Achsel, Kopf ... Da reißt plötzlich jemand die Tür auf. Vater Spörl. In der Hand eine Mülltüte.

»Alles klar bei dir?« Er schaut auf meine Hand, die ich langsam vom Kopf nehme, und auf meine Socken. Ich könnte jetzt erklären, dass ich manchmal mit mir selbst rede und mich gerade am Kopf gekratzt habe. Doch völlig überrumpelt plappere ich nach einer Schrecksekunde stattdessen los.

»Ich mache Klopfakupressur. Schon mal was davon gehört? Ist so was wie Akupunktur, nur ohne Nadeln.« Dabei versuche ich so zu klingen, als sei Klopfakupressur im Hausflur die normalste Sache der Welt. Spörl scheint anderer Meinung zu sein und schaut skeptisch.

»Und warum machst du das? Jetzt? Hier?« Gute Fragen. Und in meinem Zustand fällt mir nichts Besseres ein als die Wahrheit.

»Ich mache das gegen meine Ordnungsmacke.«

»Und warum vor unserer Tür?« Jetzt gibt es kein Zurück mehr.

»Ich habe ein Problem mit eurer Fußmatte und den umgekippten Schuhen.« Spörl lacht.

»Die liegt immer schief und die Schuhe stehen nie gerade«, platzt es aus mir heraus. »Du bist verrückt, weißt du das? Völlig *beklopft.*« Er lacht über seinen eigenen Witz und geht kopfschüttelnd mit dem Müllbeutel nach unten.

Für heute beende ich die Klopferei lieber und nehme auf den Schreck noch einen Schluck Rotwein auf der Couch. Es ist schon spät, spät genug, um Martin anzurufen. Acht Uhr morgens in Sydney. Zum Glück geht er gleich ran.

»Ja, hallo.« Schön seine Stimme zu hören. Wir haben in den letzten Tagen nur gemailt. Ich weiß zwar, wie sein Flug war (Film okay, Sitznachbar zu dick), wie sein Appartement aussieht (Mini-Balkon, Blick auf den Park), wie es ihm bei der Arbeit gefällt (nette Kollegen, viel zu tun), doch das Thema der Macken-SMS haben wir gemieden wie Seifenopern den Tiefgang.

»Hey, du klingst ja, als wärst du direkt nebenan.« Ich rede einen Quatsch, wenn ich nervös bin und auch noch was getrunken habe. Zum Glück geht Martin nicht weiter darauf ein.

»Schön, dass du anrufst. Ich muss nur leider gleich los zur Arbeit. Was machst du?« »Nichts Besonderes. Couch und DVD-gucken. Du fehlst mir. Können wir kurz reden?«

»Worüber denn?«, will Martin wissen.

»Na, über die SMS.« Stille am anderen Ende der Leitung.

»Ach, die SMS. Dazu ist doch wirklich alles gesagt.« Das sehe ich anders.

»Aber wir haben doch noch gar nicht darüber gesprochen.«

»Nein, nicht über die SMS. Aber dass mich deine Macken manchmal wahnsinnig machen, das weißt du doch.«

»Aha, und verrätst du mir auch, was genau dich so sehr an mir stört?« Meine Stimme klingt kühl wie eine Messerklinge.

»Na, als wenn du das nicht selber wüsstest.« Nein, weiß ich nicht, ich ahne es nur, verdammt nochmal. Ich ärgere mich, frage aber nicht noch mal nach. Ich mag ja verrückt und anstrengend sein, aber ein Fünkchen Würde ist mir geblieben.

»Und was soll ich jetzt deiner Meinung nach machen?« Einen Fahrlehrer durch Neukölln kutschieren vielleicht, oder ein bisschen an mir rumklopfen, denke ich, und finde meine ganze Mackenaktion der letzten Tage gerade ziemlich absurd. Warum tue ich mir das eigentlich für diesen Mann an? Wahrscheinlich, weil er es schon seit drei Jahren so souverän mit mir aushält – und er mir jetzt, nach nur zehn Tagen, schon wahnsinnig fehlt. Ich werde wehmütig, Martin resolut.

»Du kannst manchmal so furchtbar unentspannt sein.« Mir bleibt nichts anderes übrig, als ein »Manno, das ist echt blöd« ins Telefon zu schnauben. Meine Aussprache scheint dabei nicht mehr die beste zu sein.

»Bist du betrunken?«, fragt Martin.

»Nein, quatsch … Nur ein bisschen.« Er lacht.

»Mach' keinen Blödsinn, während ich weg bin, ja? Ich küsse dich«, sagt er und legt auf.


Am nächsten Morgen bin ich wieder euphorisch bei der Sache. Martin wird bald sehen, wie gut ich mich zusammenreißen kann. Als Erstes schreibe ich eine Mail an Klopfakupressur-Meister Andreas Seebeck.

»Ich habe mir Ihre DVD ›Den Zwang abstellen‹ gekauft und bereits angesehen. Nun würde ich das Beklopfen gern ausprobieren, frage mich aber, wann ich dies tun soll. Reicht es einmal jeden Morgen und jeden Abend?« Ich hoffe, ja. Seine Antwort kommt prompt.

»Am einfachsten ist es, während der Anspannung zu klopfen, um dann auch beobachten zu können, ob sie nachlässt.« Blöd nur, wenn dann nicht nur ich, sondern auch Menschen wie Vater Spörl mich dabei beobachten. Ich schicke gleich die nächste Frage hinterher.

»Meinen Ordnungszwang habe ich nicht nur in der eigenen Wohnung, sondern auch im Treppenhaus oder bei der Arbeit. Da wäre mir das Klopfen und laute Sprechen schon eher unangenehm. Gibt es einen Tipp, wie man es heimlich tun kann?« Seebecks Antwort: »Wenn Sie es schaffen, den Ordnungszwang in der Wohnung kleinzukriegen, können Sie auf eine generalisierende Wirkung hoffen, so dass Sie vielleicht gar nicht in die Verlegenheit kommen, in der Öffentlichkeit klopfen zu müssen. Es ist leichter, es erst einmal da zu versuchen, wo man für sich ist.« Das unterschreibe ich gern. Also zu Hause klopfen und hoffen, dass es ausstrahlt.

Bis ich mir überlegt habe, wann, wo und wie ich die Klopfakupressur am besten ausprobieren könnte, schaue ich nach, was man auf Wikipedia von dieser Methode hält: »nicht wissenschaftlich oder medizinisch anerkannt«, steht da. Das überrascht mich jetzt nicht. Die gefühlte Existenz von Energiebahnen des Körpers wird auf deutschen Medizinhochschulen wohl eher vernachlässigt. Und was hat Wikipedia zu EFT und MET zu sagen, um die es ja auf der DVD geht? Zu MET gibt es keinen Eintrag. EFT wird von Kritikern als Pseudowissenschaft eingestuft, weil ihre Anhänger zwar mit ungewöhnlichen Erfolgsberichten werben, aber nicht auf fundierte wissenschaftliche Belege verweisen könnten. Werde ich hier etwa gerade über den Tisch gezogen?

Ich surfe weiter und stoße auf Artikel aus Brigitte (EFT) und »Fit for Fun« (MET). Darin werden begeisterte Menschen zitiert, die dank der Kombination aus Klopfen und Mantrasprüchen ihre Heißhungerattacken, Zigarettensucht und das Verschlingen von Schokolade in Stresssituationen eingeschränkt haben. Manchmal scheint es wohl doch zu helfen. Für eine endgültige Meinung, rufe ich besser noch mal Nico Niedermeier an.

»In Studien hat Klopfakupressur immer desaströs abgeschnitten«, sagt er. »Es gibt keine Belege, die jemals bewiesen hätten, dass es irgendetwas bringt.« Dennoch:

Auch wenn es in Studien nicht effektiv sei, hieße das noch lange nicht, dass es nicht bei einem Einzelnen doch etwas bewirkt. »Wir sind alle unterschiedlich.«

Okay, dann wollen wir doch mal sehen, ob ich zu den Ausnahmen der Regel gehöre. Dazu überlege ich mir einen Härtetest. Matten vor den Türen der anderen, Schreibtische der Kollegen – das ist alles nichts gegen das, was sich jetzt auf meinem Nachttisch türmt: Mein ganz persönlicher Stapel des Horrors. Ganz unten liegt ein kleines Buch, darauf eine Bonbon-Dose. Darüber lege ich schief große und kleine Bücher im Wechsel und zudem auch noch kreuz und quer. Garniert habe ich das Ganze mit drei Quittungen, die nicht auf Kante gefaltet sind. Der Anblick ist eigentlich schon schlimm genug (als Anordnung für ein Fotoshooting geht das niemals durch), aber dass dieser Stapel zudem direkt neben meinem Bett liegt, wo ich doch gerade vor dem Schlafengehen immer alles aufräumen muss, ist noch viel schlimmer. Wie soll ich heute Abend nur ein Auge zubekommen?

Es ist zwar erst Mittag, aber ich klopfe schon mal eine erste Runde, während ich auf der Bettkante sitze und den Horrorstapel anstarre: Mein Stresspegel liegt bei acht. »Auch wenn dieser widerliche Haufen mich aufregt, akzeptiere ich mich, so wie ich bin.« Dann nur noch »dieser widerliche Haufen, dieser widerliche Haufen, dieser widerliche Haufen«. Und das vierundzwanzigmal. Mannomann, das dauert! Ich frage mich, ob das Mantra mich gerade dösig macht oder ich mich irgendwie an den Anblick gewöhne. Jetzt noch atmen, mit den Augen rollen, Melodie summen. Hm, wo liegt der Stresspegel jetzt? Nein, ich will immer noch aufräumen. Noch einmal das Ganze. Schön finde ich das immer noch nicht. Doch der

Stresspegel liegt bei akzeptablen fünf, würde ich sagen. Ich verlasse das Zimmer. Tür zu. Das fühlt sich noch besser an. Aber was wird heute Nacht, wenn ich nicht einfach flüchten kann?

# ER HORNISSE, ICH WESPE

Da kann man nichts schönreden. Die Nacht war mies. Erst ließ mich der Stapel des Horrors nicht einschlafen, tauchte immer wieder vor meinem inneren Auge auf, und dann schlich er sich auch noch in meine Träume. Zumindest wachte ich mehrfach mit einem angewiderten Gefühl auf. Kurzum: Eine Albtraumnacht. Heute Morgen fühle ich mich zwar müde, aber besser – was den Stapel angeht. Nach dem Aufstehen ist mir der Haufen tatsächlich ziemlich egal. Ob das Klopfen wohl doch was gebracht hat?, überlege ich, während die Espressomaschine aufheizt und die Milch im Topf warm wird. Mit dem Milchkaffee gehe ich wieder Richtung Schlafzimmer, um noch einmal nach dem Stapel zu schauen. Auf dem Weg schnappe ich mir den Zettel vom Schreibtisch, auf dem die ganze Akupressur-Abfolge steht. Mannomann, das ist schon eine verdammt lange Liste. Allein diese acht Klopfstellen. O nein! Unter dem Arm! Ich habe völlig vergessen, unter dem Arm zu klopfen. Dann war ja alles umsonst, was ich gestern gemacht habe. Dass es mir mit dem Stapel heute bessergeht, hat also wohl nicht das Geringste mit der Klopferei zu tun.

Aber ich habe jetzt keine Zeit mehr, mich mit meinem Ordnungsfimmel zu beschäftigen. Um 11 Uhr beginnt meine zweite Fahrstunde. Und wie könnte ich mich darauf besser vorbereiten als mit der Lektüre von Unfallstatistiken? Zahlen dazu finde ich auf der Internetseite des Deutschen Verkehrssicherheitsrates. Die gute Nachricht: Im vergangenen Monat starben so wenige Menschen im deutschen Straßenverkehr wie noch nie zuvor, also seit Beginn der Statistik im Jahr 1953. Das finde ich doch schon mal beruhigend. Weniger beruhigend: Das waren immer noch 330 Tote – und man bedenke, dass wir hier nicht von einem Jahr, sondern von einem Monat reden. Im Durchschnitt überlebten also elf Menschen pro Tag die Teilnahme am deutschen Straßenverkehr nicht, über 1 200 wurden zudem verletzt. Wann erfindet nur endlich jemand die fahrende Gummizelle, von der ich schon so lange träume?

Leider finde ich nichts darüber, wer wen über den Haufen gefahren hat. Eine Straßenbahn einen Fußgänger, Autofahrer spielende Kinder, Geisterfahrer einen Autobahnraser? Hat ein Angsthase in Panik Gas- und Bremspedal verwechselt, stand ein Baum im Weg, war die Fahrbahn nass und glatt oder eine Kurve enger als gedacht? Ist vielleicht ein betrunkener Radfahrer in die Straßenbahnschienen geraten, gestürzt und vom nachfolgenden Auto überrollt worden? Ich weiß es nicht. Mit Sicherheit lässt sich nur sagen: Alkohol am Steuer ist häufig Ursache von Unfällen. Und unter den tödlich verunglückten Pkw-Fahrer waren 20 Prozent nicht angeschnallt. Das ist eine ganze Menge, vor allem, wenn man bedenkt, dass sich nur wenige Menschen weigern, einen Gurt zu tragen. In Deutschland genau zwei Prozent. Da selektiert die Natur die Dummen aus.

Also: Besser anschnallen, keinen Alkohol trinken – immer schön auf die Vorfahrt achten und nicht zu dicht auffahren (die beiden häufigsten Unfallursachen bei Pkw-

Unfällen laut ADAC Unfallforschung), dann sollte doch eigentlich nichts passieren. Allerdings sind da noch die Radfahrer, die ja gern mal umgefahren werden. Dazu lese ich eine interessante Analyse eines Berliner Büros für Unfallrekonstruktion: Dort steht, dass in Berlin jedes Jahr circa 20 Radfahrer bei Verkehrsunfällen sterben. Die Hälfte dieser Radfahrer kommt bei Kollisionen mit Nutzfahrzeugen (also Busse, Sattelschlepper, Kastenwagen et cetera) ums Leben. Mehr als die Hälfte dieser Unfälle wiederum ereignet sich, wenn diese rechts abbiegen. Da hatte mein russischer Taxifahrer also recht mit seiner Behauptung, die Lkw-Fahrer seien an den meisten toten Radfahrern schuld – und das ist für mich als angehende Autofahrerin erst mal beruhigend.

Aber was ist mit den von mir gefürchteten Autobahnen? Beim ADAC finde ich in einer ein Tortenschaubild zum Thema Unfallorte. Definitiv das größte Stück bekommt »außerorts ohne Autobahnen«, mit 2438 Toten in Deutschland im Jahr. Dazu passt ein Zitat vom Präsidenten des Deutschen Verkehrssicherheitsrates: »Rund 60 Prozent aller Verkehrsopfer in Deutschland sterben auf Landstraßen.« Das häufig subjektiv empfundene Sicherheitsgefühl auf Überlandstrecken sei trügerisch. Na, dass ich mich überschätze, da brauche ich mir wohl erst mal keine Sorgen machen. Die Autobahn belegt mit »nur« 453 das kleinste Stück. Die Zahlenkolonnen sind natürlich im Vergleich zu konkreten Meldungen wie »Fußgänger in Reinickendorf von Auto erfasst und schwer verletzt« oder »Geisterfahrer rast in Skoda: 5 Tote« kühl und abstrakt.

Vielleicht hilft es da mehr, die Zahlen der Unfälle in Relation zu setzen: Auf www.zeitlaeufig.de werden einzelne Statistiken groß auf den Bildschirm projiziert: »Bei der Zubereitung der täglichen Mahlzeiten ereignen sich jährlich etwa 220 000 Unfälle«, steht da. Und trotzdem mache ich mir immer noch was zu essen. Oder: »Alle 5 Minuten wird in Brasilien ein Mensch erschossen.« Und trotzdem würde ich da noch hinfahren. »Alle fünf Sekunden geschieht in Deutschland ein Verbrechen.« Und trotzdem traue ich mich weiterhin vor die Tür. Das Leben an sich ist gefährlich und letztendlich tödlich – egal, ob ich nun am Steuer sitze oder nicht. Das muss ich mir wahrscheinlich einfach immer wieder klarmachen. Nervös bin ich natürlich trotzdem. Denn jetzt geht es los zur Fahrstunde.

Und ich bin mal wieder ziemlich spät dran. Ein kleiner Rückfall in Sachen Pünktlichkeitsoffensive. Um es rechtzeitig bis nach Neukölln zu schaffen, muss ich mit dem Fahrrad zur U-Bahn. Ich renne das Treppenhaus runter.

Die Fußmatten!

Kann ich heute mal liegen lassen. Wegrennen funktioniert bei mir anscheinend besser als anstarren und klopfen. Unten angekommen, springe ich aufs Fahrrad – und gleich wieder runter. Der Vorderreifen hat einen Platten, was bei den Straßenverhältnissen in Berlin-Mitte ja kein Wunder ist. Hier muss man nicht nur Schlaglöchern, so tief wie der Grand Canyon, ausweichen, sondern auch noch um Bierflaschenscherben herumkurven, die wie Reifenkrallen überall auf der Straße und den Gehwegen verstreut liegen. Partypeople von Berlin, ihr müsst eure Getränke besser festhalten! Und ich muss unbedingt mehr Pufferzeit einplanen, irgendwie geht gerade immer etwas schief. So kann ich doch nicht pünktlicher werden!

Ich renne also zu Fuß zur Bahn und komme verschwitzt, mit rotem Gesicht und viel zu spät am Gleis an. Am Fahrkartenautomat hat sich eine Reisegruppe auf beide Maschinen verteilt. Mindestens zehn Minuten müsste ich jetzt warten. Zu lang. Also hebe ich den am wenigsten versifften Fahrschein vom Boden auf, dessen Stempel für mich sogar aussieht als hätte er noch irgendeine Gültigkeit. Voll ist es auch noch, nur Stehplätze übrig. Es gibt schönere Arten zu reisen, denke ich, als es noch schlimmer wird. Denn schon an der nächsten Station steigt ein Mann zu, ein Hund an seiner Seite, Döner in seiner Hand. Der nicht gerade kleine Hund legt sich demonstrativ vor die Tür. Kein Fahrgast kann mehr rein oder raus, ohne über das Tier zu klettern, was sich nur wenige trauen. Die meisten gehen hektisch eine Tür weiter. Der Mann hockt sich derweil mit seinem Frühstücksdöner auf den Boden neben mich und beginnt geräuschvoll den fleischgefüllten Fladen zu verschlingen. Als er fertig ist, lässt er den Hund die auf die Erde gefallenen Reste abschlecken, schmeißt den Abfall in die Ecke, rülpst und leckt sich die Finger. Wie gern säße ich jetzt in meinem eigenen Wagen, in diesem Ein-Mensch-Kosmos, dieser Wohlfühlkapsel, in der man mit sich allein sein kann, wenn man will. Während ich bereue, noch kein Auto zu fahren, um solchen Menschen entgehen zu können, kommt schon der nächste Nerventrampler herein. Zumindest höre ich irgendwo jemanden so laut sprechen, dass seine Stimme nicht im Getümmel untergeht. Das kann eigentlich nur fünf Dinge bedeuten: Straßenmagazin-Verkäufer, Bettler, Fahrkartenkontrolleure, Mann mit Tourette-Syndrom oder Musikant, der sich und sein Instrument ankündigt. Doch, Überraschung: Es ist ein junger Typ mit roter Kappe, der in einen Pappbecher rappt. Zunächst denke ich, er ist betrunken. Aber nein, er macht das sogar ganz gut. Es geht um »deepe« Liebe, um den Plötzensee, wo er wohnt und darum, dass der Bezirk für ihn wie ein Gefängnis ist. Trotzdem: Eigentlich will ich doch nur möglichst ungestört von A nach B reisen.

Der Rapper hat zu Ende gerappt. Ein Mädchen mit Kopftuch, das neben mir steht, klatscht Zugabe. Ein Schwarzer mit Dreadlocks, Sonnenbrille und – wie ich jetzt erst sehe – einem Rosenkranz in der Hand hingegen pöbelt etwas. Keiner gibt dem lustigen, jungen Mann Geld. Ich fühle mich schlecht. Den Rapper scheint es zumindest nicht zu ärgern, dass er nichts für seine Performance bekommen hat. Gut gelaunt steigt er über den Hund, der nur kurz aufblickt.

»Alles, was ich rappe, das ist cool, das ist deep und dem Herrn mit seinem Hund wünsch' ich guten Appetit«, verabschiedet er sich souverän.

Die nächste Station ist meine. Ich renne die Sonnenallee entlang. Endlich da! Gut 15 Minuten zu spät. Herr Müller sitzt am Schreibtisch und telefoniert. Zwei Minuten, fünf Minuten, zehn Minuten. Ich schaue mich derweil um. Im Regal stehen Aktenordner, auf denen mit schwarzem Edding »Angsthasen A-Z«, »Fahrängste« und »Unfälle« geschrieben wurde. Müller telefoniert weiter. Ob er mich fürs Zuspätkommen bestrafen will? Auf jeden Fall fühle ich mich, als wäre ich eine unartige Schülerin, die zur Strafe in der Ecke stehen muss. Nach 15 Minuten kommt ein Mann herein und nimmt auf dem Stuhl neben mir Platz. Hinter dem langen Tresen vor uns telefoniert immer noch Herr Müller. Endlich legt er auf.

»Na, da sitzen ja gleich zwei vielversprechende Fahrschüler vor mir.« Müller grinst uns freundlich an. »Wer hat denn jetzt Unterricht?« Auf Müllers Unterlagen steht leider nicht mein Name – nur der Name des anderen. Ich könnte Müller jetzt den Mailverkehr zwischen seiner Bürokraft und mir auf meinem Handy zeigen. Doch daran hat er gar kein Interesse, sagt nur: »Dann machen Sie doch bitte einen neuen Termin aus, am besten diesmal am Telefon.«

Auf einer Skala von eins bis zehn liegt meine Wut bei acht. Beleidigt stapfe ich zurück zur U-Bahn-Station. Immerhin rappt niemand oder pöbelt oder rülpst auf meinem Weg nach Hause. Man muss es schon wollen, sehr wollen, dieses mackenlose Leben. Im Moment habe ich auf jeden Fall keine Lust mehr, für Frank Müller abgehetzt Bahn zu fahren.

Auch der nächste Fahrstundentermin – immerhin habe ich diesmal einen – lässt sich nicht besser an. Ich arbeite heute im Verlag – und rase in der Mittagspause mit dem frisch geflickten Fahrrad nach Neukölln. Als ich in der Fahrschule ankomme, sitzen Müller und seine Kollegin hinter dem Empfangstresen.

»Fahren wir heute ins Gewerbegebiet?«, frage ich. Müller ist planlos.

»Was haben wir denn bereits gemacht?«, fragt er zurück. Er habe noch gar nichts ins System eingetragen.

»Ich hatte ja erst eine Stunde. Die zweite fand doch leider nicht statt«, spiele ich auf das Missmanagement beim letzten Mal an. Doch Müller ist kein Mann für unterschwellige Andeutungen. »Erinnern Sie sich nicht? Ich saß doch vor ein paar Tagen hier und dann kam ein anderer Fahrschüler, und ich musste wieder nach Hause fahren.« Er scheint tatsächlich keinen blassen Schimmer zu haben. Egal, Müller muss ja kein Administrationsgenie sein. Er wirbt schließlich mit dem Spruch »Wir nehmen

Ihre Ängste ernst« und nicht mit »Wir protokollieren Ihre Ängste, im Ernst«.

Müller kramt einen Autoschlüssel aus der Schublade, wirft seinen Rucksack der Firma »Trust« (Mein Motto!) über, und wir gehen los. Langsam. Wenn Müller eins nicht ist, dann in Eile.

»Ich bin ein typischer Schwabe«, hatte Müller mir bereits in der ersten Fahrstunde erzählt. Die hätten einfach die Ruhe weg. Es geht wieder über die vierspurige Sonnenallee mit Zwischenrettung auf der Parkinsel. Zuerst laufen wir eine Seitenstraße ab.

»Sehen Sie einen blauschwarzen Ford Fiesta?«, fragt mich Müller. Nein, den sehe ich nicht. Wir gehen um die Ecke und finden ihn auch dort nicht. »Wenn der Wagen nicht in dieser Seitenstraße steht, liegt eigentlich ein Zettel dabei.« Müller zeigt mir ein leeres Schlüsseletui.

»Und jetzt?«, frage ich. Meine Fassungslosigkeit steigt auf einer Skala von eins bis zehn bereits auf eine fünf. Müller zuckt mit den Achseln. Das kann doch nicht wahr sein. Das ist meine Mittagspause! Wir gehen zurück über die vierspurige Sonnenallee mit Zwischenrettung auf der Parkinsel. Die Kollegin steht vor der Fahrschule und raucht.

»Nee, mir hat niemand was gesagt«, antwortet sie Müller auf die Frage nach dem Verbleib seines Wagens. Sie tritt die Zigarette aus, geht rein und wühlt mit Müller noch einmal durch die Schublade. Kein Zettel.

»Wollen wir nicht denjenigen anrufen, der den Wagen geparkt hat?«, mische ich mich ein, bekomme aber keine Reaktion. Die Kollegin sagt nur kopfschüttelnd: »In der Fahrschule ist gerade der Wurm drin.« Es gibt aber zum Glück noch einen anderen Schlüssel, für den roten Wagen.

Wir ziehen noch mal los. Über die vierspurige Sonnenallee, mit Zwischenrettung auf der Parkinsel. Und zurück: Über die vierspurige Sonnenallee, mit Zwischenrettung auf der Parkinsel. Denn auch der rote Wagen ist nicht auffindbar.

Ich fühle mich wie in einer Sitcom. Ich würde auch die Protagonisten genau so casten. Die rauchende Kollegin und den Schwaben Müller. Sollte ihn die Sucherei so aufregen wie mich, kann er dies sehr gut verbergen. Statt die beiden in der Fahrschule beim Schubladenwühlen und Ratlosschauen zu beobachten, sollte ich eigentlich schon seit einer halben Stunde am Steuer sitzen.

»Ich habe niemanden erreicht«, sagt die Kollegin. Irgendwie bin ich nicht überrascht. »Aber einer der Schlüssel fehlt. Vielleicht hat jemand den Wagen mitgenommen, um ihn sauberzumachen.«

Es ist mir egal, wer hier was saubermacht! Ich möchte an den beiden rütteln, bis sie eine Regung zeigen. Nur einen anderen Gesichtsausdruck, bitte!

»Haben Sie keinen dritten Wagen?«, frage ich, der Verzweiflung nahe. Doch, hat man, aber der wird gleich für eine Fahrprüfung gebraucht. Die beiden haben es geschafft, ich lasse mich auf einen Stuhl fallen und gebe auf. Doch dann plötzlich, ich weiß nicht, warum, hat die Kollegin wohl doch jemanden erreicht oder ein Zettel ist aufgetaucht – auf jeden Fall weiß Müller plötzlich, wo einer seiner Wagen steht, den wir sogar benutzen können. Wir gehen also noch einmal los. Über die vierspurige Sonnenallee, mit Zwischenrettung auf der Parkinsel.

Nach 45 Minuten sitze ich tatsächlich hinter dem Steuer. Und Müller erlässt mir die Kosten für diese Fahrstunde. Meinen Ärger und auch meine Angst habe ich jetzt, so gut es geht, im Griff. Auf einer Skala von eins bis zehn würde ich bei der Angst sagen: vier. Es geht los. Ich fahre ein paar Straßen entlang. Dabei bekomme ich das alles irgendwie hin, bin aber so wuschig wie ein Eichhörnchen nach fünf Tassen Kaffee.

»Sie sind gar kein Angsthase«, stellt Müller fest, als wir auf einem Lidl-Parkplatz zum Stehen kommen. Für einen Angsthasen würde ich viel zu schnell und zu rücksichtslos fahren. »Angsthasen lieben rotes Licht.« Müller meint die Ampel. »Und Sie warten sehr gern. Wenn vor Ihnen zum Beispiel ein anderes Auto in zweiter Reihe parkt. Sie wollten ja am liebsten an dem parkenden Paketwagen eben vorbei, obwohl uns doch ein Auto entgegenkam.«

Zu meiner Verteidigung muss man sagen, dass ich es geschafft hätte. Ich fühle mich, als hätte man mir die Clubmitgliedschaft gekündigt. Gehöre ich jetzt nicht mehr dazu? Wird Müller mir nicht mehr helfen?

»Ich werde halt hektisch, wenn ich nervös bin«, verteidige ich mich.

»Dann müssen wir Sie beruhigen. Da bin ich ja der richtige Fahrlehrer.« Wo er recht hat, hat er recht. »Vor kurzem stand ich unter einem Hornissennest. Schön, dieses ruhige, beruhigende Geräusch«, sagt Müller dann etwas unvermittelt. Ich weiß gerade nicht, auf was er hinaus will. »Hornissen sollen ja giftig sein«, erzählt er weiter. »Doch ich habe das nachgeschaut. Es stimmt nicht. Wespen sind genauso giftig, bei der Hornisse tut der Stich nur mehr weh.« Aha. »Wespen sind viel hektischer, deshalb mag ich die nicht.« Müller schaut mich freundlich an.

»Dann bin ich wohl eher Wespe und Sie Hornisse?«, versuche ich seine Worte sinnvoll zusammenzufassen.

»Ja, und vielleicht machen wir aus Ihnen ja noch eine Hummel.« Das lasse ich so stehen und lächle freundlich.

Wir fahren weiter. Ich habe einen Radfahrer in der Kurve überholt. Rechts anhalten, darüber reden. So sieht unsere gemeinsame Fahrpraxis aus. Fahren, rechts anhalten, darüber reden, weiterfahren. Ich versuche mich darauf zu konzentrieren, betont langsam um die Kurven zu biegen, nur keine Eile. Neben mir Müller und seine beruhigenden Kommentare: »Schön machen Sie das« oder »gut gemacht«, lobt er und rät zu »liebevollem Schalten«. Manchmal klatscht Müller sogar. Und auch wenn ich bisher immer dachte: Gute Autofahrer fahren schnell, will ich versuchen, meine ganz persönliche Entschleunigung zu starten. Statt Hummeln im Hintern beruhigendes Hummelbrummen im Kopf.

Dass Müller Termine, die ich mit seinem Büro vereinbart habe, nicht auf dem Zettel hat, nicht weiß, was wir bislang für Strecken hinter uns gebracht haben (Autobahn oder Gewerbegebiet) und seine Wagen nicht finden kann, erweckt bei mir allerdings wenig Vertrauen. Es muss doch gegen Fahrangst auch noch andere Therapien geben. Wissenschaftlich gesehen, so erfahre ich im Internet, gehört die Fahrangst zu den spezifischen Ängsten, den Phobien. Unter Spinnen-, Höhen- und Fahrphobie leiden wohl die meisten Menschen – und das ist unabhängig von dem Land, in dem sie leben. Das heißt: In Australien, wo es sicherlich einige Spinnen gibt, vor denen man sich besser fürchten sollte, haben genauso viele Personen eine spezifische Angst vor den haarigen Achtbeinern entwickelt wie zum Beispiel in Deutschland. Die Methode erster Wahl ist bei den Phobien – genau wie bei den Zwängen – wieder die Konfrontation. Was ich allerdings auch lese: Das Treffen auf den Trigger, also auf den Angstauslöser, muss nicht wirklich passieren. Statt sich neben Herrn Müller hinters

Steuer zu klemmen, kann ich mir anscheinend auch einfach in einem abgedunkelten Raum eine 3-D-Videobrille
aufsetzen. Am Institut für Psychologie an der Julius-Maxi-
milians-Universität Würzburg wird diese Therapie in der
virtuellen Realität bereits getestet. Ob ich mir das mal vor
Ort anschauen kann? Ich rufe in der Uni an, erkläre, dass
ich als Journalistin über diese neue Wunderwaffe gegen
Ängste schreiben will und werde zu Clara Schiller durch-
gestellt. Schiller ist Diplompsychologin und beschäftigt
sich mit dem Thema. Die Software gegen Angst beim
Zahnarzt, Spinnen- und Flugphobie könnte ich auf jeden
Fall testen, bei der Fahrsimulation gehe es allerdings eher
um Tunnelfahrten, sagt Schiller. Ich traue mich nicht auf
der Straße zu fahren – mit oder ohne Tunnel. Das macht
sicherlich keinen großen Unterschied, denke ich. Wir machen also einen Termin aus.

# ANGST IN 3D

Clara Schiller wartet auf mich in einem Zimmer des Instituts für Psychologie an der Universität Würzburg. Eigentlich ist es eher eine Kammer, in der viele Kabel zwischen Monitoren und Bildschirmen herumhängen, die Möblierung kann man wohlwollend als »zweckmäßig« oder »reduziert« bezeichnen. Hier soll ich eine der neuesten Methoden in der Angsttherapie kennenlernen: die Therapie in der virtuellen Realität. In der am Computer simulierten Welt werde ich zuerst auf einen Zahnarzt und auf Spinnen treffen, zwei häufige Verursacher von Phobien.

Ich setze mich also auf einen Holzstuhl, der mitten im Raum steht, vor mir auf dem Tisch ein Joystick, wie ich ihn noch vom Videospielen am Commodore 64 meines Bruders kenne. Nachdem Clara Schiller mir das Prozedere erklärt hat, setzt sie mir einen Helm mit Monitorbrille auf und schraubt ihn fest. Kopfhörer dazu, Rollo runter: Es kann losgehen. Vor meinen Augen erscheint ein heller Raum. Eine Stimme fordert mich auf, mich in Ruhe umzusehen. Dazu muss ich nur den Kopf nach rechts und links drehen. Das ist schon mal recht beeindruckend. Im virtuellen Raum vor mir steht ein Stuhl, dahinter hängt eine Jalousie, links an der Wand ein Kunstdruck, rechts über dem Behandlungsstuhl eine dieser Mega-Lampen, mit denen Zahnärzte die hintersten Mundwinkel ausleuchten können. Eine typische Praxis – in virtueller Optik.

Nachdem ich, ohne mein Zutun, auf dem Zahnarztstuhl Platz genommen habe, ragt recht unvermittelt ein Arm ins Bild, den ich unter keinen Umständen mit einem echten Arm verwechseln könnte. Die Stimme zu diesem Arm stellt sich als Zahnärztin vor und zeigt mir Dentalinstrumente. Es fängt harmlos an. Der Sauger. »Öffnen Sie bitte den Mund«, sagt die Stimme. Wird gemacht. Der Arm mit dem Sauger kommt auf mich zu. So wie sie sich bewegt, ist die Zahnärztin ein Roboter. Immerhin die Geräusche dazu klingen echt. Die Zahnärztin möchte, dass ich meine Angst und alle körperlichen Symptome zulasse. Nach dem Sauger kommen noch Spiegel, Sonde, Spritze, Bohrer. Ich habe eigentlich eine ganz gesunde Abneigung Zahnarztbesuchen gegenüber, und beim Geräusch eines Bohrers, der auf Zahn trifft, halte ich mir normalerweise reflexartig die Ohren zu. Doch das hier lässt mich kalt. »Die Simulation richtet sich an Menschen, die wegen ihrer Phobie jahrelang nicht beim Zahnarzt waren«, erklärt Schiller hinterher die Zielgruppe, zu der ich offensichtlich nicht gehöre. Ich bin ja auch wegen der Autofahrerei hier.

Doch jetzt sind erst mal noch die Spinnen dran.

Deren Bewegungen sind gut gemacht. Alle acht Beine zappeln lebensecht, und wenn ich mit dem Joystick näher heranzoome, kann ich sogar sehen, wie sich ihre Mundwerkzeuge bewegen. Erst sitzt nur eine an der Wand, dann eine zweite direkt vor mir auf dem Boden, am Ende hängt eine dritte von der Decke. Immer wieder sagt mir die Stimme, dass ich meine Angst und alle körperlichen Reaktionen zulassen soll. Mache ich, bin aber enttäuscht.

»Man sieht doch, dass die nicht echt sind.«

»Das spielt für Phobiker keine Rolle«, erklärt die Psychologin. Angst funktioniere nicht immer rational. Wer sich krankhaft vor Spinnen fürchte, dem graue es auch schon bei Fotos oder Zeichnungen von diesen Tieren. Da sorgen simulierte Wesen in 3D garantiert für nasse Hände und Herzrasen. Denn: Phobien, genau wie Panikstörungen und generalisierte Angststörungen, folgen nicht immer einer logischen Begründung. Sie treten gegen den Willen und die bessere Einsicht des Betroffenen ein. Da kann man einem Spinnenphobiker noch so oft sagen, dass die kleinen, haarigen Krabbeltiere ihn ja nicht fressen werden – oder mir erklären, dass das Fahren auf der Autobahn die sicherste Art der Fortbewegung im Wagen ist. Trotzdem fluten die Stresshormone Adrenalin und Cortisol den Körper, die Hände werden feucht, die Atmung schneller und flach. Wenn es heftig kommt, rast auch noch der Puls, der Brustkorb wird eng – und jeder Dritte verwechselt solch eine Angstattacke dann mit einem Herzinfarkt. Bei einer Phobie helfen keine Worte, nur Taten: Mit einem »Expositionsverfahren« – also Konfrontation so wie hier – behandeln Therapeuten spezifische Ängste am erfolgreichsten. Mit Exposition habe ich ja bereits meine Erfahrungen gemacht, scheint eine Art Allzweckwaffe zu sein. Immerhin konfrontiere ich mich nun schon seit zwei Wochen jeden Morgen und jeden Abend mit meinem Stapel aus falsch herum und schief aufgeschichteten Büchern und schlecht gefalteten Quittungen. Wahrscheinlich, so denke ich als Laie auf dem Gebiet der Psychotherapie, ist es egal, ob meine Ordnungsmacke nun ein Zwang ist oder nur die Angst vor Unordnung. Die begleitende Klopfakupressur habe ich nach einer Woche allerdings aus Mangel an Mackenbesserungsnachweisen eingestellt. Wer morgens zur Arbeit hetzt (die neue Pünktlichkeit!) hat wirklich keine Zeit für so was. Dafür habe ich inzwischen schon ganz schön viele – für meine Verhältnisse – wilde Sachen ausprobiert. Einmal habe ich meine Kleidung abends nach dem Ausziehen einfach auf den Boden geworfen, statt sie ordentlich gefaltet auf den Stuhl zu legen, und manchmal mache ich mein Bett erst kurz bevor ich schlafen gehe. Ganz schön verwegen finde ich das. Meine entspannte Unordentlichkeit könnte zwar noch besser werden, denke ich gerade, als Clara Schiller mich aus meinen Gedanken reißt und sagt: »Angst lässt sich abtrainieren. Bei spezifischen Phobien hat sie sich in 80 bis 90 Prozent der Fälle nach rund zehn Sitzungen stark gebessert.« Damit wäre die Wissenschaftlerin im Vergleich zu Müller, der ebenfalls zehn Fahrstunden avisiert hat, nicht schneller. In der Regel haben Schillers Probanden aber bereits nach vier Sitzungen »signifikant weniger Angst«. Immerhin. Mit signifikant weniger Angst würde ich mich vielleicht schon allein hinters Steuer setzen – ohne sofort in Tränen auszubrechen.

Dass viele Menschen nichts gegen ihre Phobie tun – immerhin soll jeder zehnte Deutsche unter einer der rund 600 medizinisch anerkannten Arten leiden –, liegt übrigens daran, dass es meist ziemlich einfach ist, dem Schreckens-Subjekt aus dem Weg zu gehen. Man geht einfach nicht in den Keller, wo diese ekligen Monster ihre Netze spinnen, sondern schickt den Partner. Oder man lässt sich herumkutschieren, statt selbst zu fahren. Die Angst vor der Angst ist dabei häufig größer als die Phobie selbst und treibt uns dazu, unseren Alltag um unsere Furcht herumzustricken. Denn nicht jeder ist ein Johann Wolfgang von Goethe. Der litt unter Höhenangst und stieg trotzdem immer wieder auf hohe Gebäude und Kirchtürme. Würde Goethe heute eine Konfrontationstherapie machen, sähe das genauso aus – bloß, dass ihm ein Therapeut die Hand halten würde, während er sich der angstbesetzten Situationen ausliefert und dort so lange bleibt, bis die Angst kleiner wird. Dabei scheint es egal zu sein, ob das hohe Gebäude nun real oder virtuell ist.

Die Idee, Angstpatienten nicht in der Realität, sondern in einer virtuellen Welt mit ihrem Horrorszenario zu konfrontieren, entstand bei der US-Armee. Man wollte traumatisierten Kriegsveteranen helfen, deren Angstauslöser sich nicht so einfach nachstellen lassen. Aber auch für Höhentouren, Fahrstuhlfahrten, Zahnarztbesuche haben Therapeuten meist nicht die Zeit, ihre Praxis zu verlassen. Zudem können diese Exkursionen teuer werden: Bei Flugangst zum Beispiel. Zehnmal mit dem Therapeuten in den Flieger zu hüpfen – das können sich die wenigsten leisten.

Um die Wirksamkeit der Konfrontation im wahren Leben mit der Verhaltenstherapie 2.0 vergleichen zu können, arbeitet Schiller auch mit Ben, einer echten Vogelspinne. Egal, ob die Wissenschaftlerin ihren Patienten Murphy über die Hand krabbeln lässt oder ihnen digitale Spinnen vor Augen führt, beides funktioniert gleich gut. Denn: »So oder so wird auf neuronaler Ebene etwas Neues gelernt: Ich renne nicht weg, ich nähere mich an.« In der virtuellen Realität ist die Hemmschwelle, sich in die angsteinflößende Situation zu begeben, allerdings in den meisten Fällen viel niedriger. Zudem sind die Simulationen verlässlich, bis ins Kleinste kontrollierbar. Soll der Bus voll sein, ist er voll. Soll es im Flugzeug Turbulenzen geben, zucken Blitze und grollt Donner.

Die Berliner Straßen spielen auch im wahren Leben ganz gut mit. Auf hupende Drängler, Stau, proppevolle Kreuzungen ist Verlass. Dafür bräuchte ich keine Simulation. Aber wie beurteilt die moderne Wissenschaft, also Clara Schiller, Frank Müllers Angsthasen-Fahrkurs? Ganz langsam im leeren Gewerbegebiet und auf Seitenstraßen loslegen und dabei Entspannungstechniken wie progressive Muskelrelaxation üben.

»Ah, das ist systematische Desensibilisierung. Ein Verfahren aus den siebziger Jahren«, konstatiert Schiller. Man steigert die Angstauslöser erst nach und nach und verknüpft sie mit Entspannung. Kann man machen. Aus Sicht der jungen Psychologin sollen die Patienten die Angst aber zulassen, dabei alle körperlichen Symptome spüren und dadurch merken: »So schlimm die Angst auch wird, ich kann sie aushalten.« Müller ist mir zwar zu langsam, aber ob ich nun gleich nachts mit 160 km/h auf die Autobahn will? Beruhigung am Steuer finde ich da doch besser. Virtuell würde ich aber gern mal Vollgas geben. Nach all den Saugern, Spritzen und Spinnen will ich endlich hinters Steuer.

»Kann ich jetzt mal die Autofahrsimulation ausprobieren?«

»Ach ja …« Schiller klingt erschreckend überrascht. »Deswegen sind Sie ja ursprünglich hier.« Ja genau, deshalb bin ich hier. »Das Programm läuft gerade nicht.« Was? Da war ich am Telefon wohl nicht deutlich genug mit meinem Anliegen.

»Aber kann ich mir das Gerät wenigstens anschauen?«, frage ich. Ja, immerhin, das kann ich. Dafür wechseln Clara Schiller und ich in ein anderes Zimmer, der Einrichtungscharme bleibt. Gleich hinter der Tür steht ein Stuhl, der selbst für Frankenstein zu groß wäre, mit orangefarbenem Sicherheitsbügel und Fußteil. »Therapieren Sie auch Achterbahnphobien?«, frage ich überrascht – und merke gleich, wie dumm diese Frage war. Natürlich will niemand seine Angst vor Achterbahnen therapieren. Entweder man mag Loopings oder steigt einfach nicht ein.

Auf dem Monster-Stuhl findet die Flugsimulation statt. Das will ich mal ausprobieren, wenn schon das Autofahren nicht geht.

»Haben Sie Angst vor Erschütterungen? Nackenprobleme?«, fragt Schiller. Nein. Dann kann es losgehen.

Der Helm ist ziemlich schwer und befördert mich in ein normales Linienflugzeug. Drehe ich den Kopf zur Seite, kann ich aus dem Fenster schauen. Der folgende Ablauf ist genauso langweilig wie in echt: Begrüßung durchs Bordpersonal, Sicherheitshinweise, Handy aus. Aber dann geht es richtig ab. Bereits auf der Startbahn holpern wir los. Beim Abheben lehnt sich der Stuhl zurück, in der Luft treten Turbulenzen auf, Donner, Blitz – alles kann Schiller einspielen. So was habe ich über den Wolken noch nie erlebt und möchte es mir gar nicht ausmalen. Mir wird ziemlich mulmig. Ob man sich in der virtuellen Therapie auch eine Phobie einfangen kann?

Ich bin froh, als meine Maschine wieder sicher gelandet ist – und dass ich heute mit dem Zug hier bin. Nachdem ich den Helm abgenommen habe, sehe ich mich im realen Zimmer um. Und da ist es: Das Auto. Oder besser gesagt, ein Armaturenbrett mit Lenkrad, sowie einigen Knöpfen und Schaltern. Zu Testzwecken wird es an dem Flugsimulator-Stuhl mit dem orangefarbenen Bügel angebracht. Außerdem kommt auf das Fußteil eine Konsole mit Gas- und Bremspedal. Kupplung und Schalthebel gibt es nicht. Aber sonst ist alles da. Ich könnte – theoretisch – den Zündschlüssel umdrehen, das Licht und sogar das Radio anschalten.

»Wenn Sie hier drücken, dann würde virtuell die Fahrertür aufgehen. Wir setzen das Programm aber gar nicht bei Autofahrangst ein.« Auch das noch. Dabei hatte ich genau das online gelesen. Doch die Simulation besteht, wenn sie denn läuft, lediglich aus einer fünfminütigen Tunnelfahrt, bei der untersucht wird, wie Menschen sich bei einer Gefahrensituation verhalten, warum viele nicht zum Notausgang rennen, sondern zum Ende des Tunnels.

»Eine Frau hat hier aber auch schon mal das Fahren im Tunnel geübt. Sie meinte danach, es habe ihr geholfen«, erinnert sich Schiller. Doch das hilft mir nicht weiter. Wie blöd. Nun werde ich nie erfahren, ob virtuelle Autofahrten mich ganz schnell und einfach zur Queen of the Road gemacht hätten.

# TOD NACH LA CUCARACHA

Enttäuscht laufe ich zurück zum Bahnhof. Dann werde ich wohl weiterhin versuchen müssen, mit Frank Müller die Berliner Straßen zu erobern. Auch wenn unser Kampf gegen die Autofahrangst weniger einer kraftvollen Attacke als einer sanften Annäherung gleichen wird. Ich stehe bereits am Bahnsteig, als mein Handy klingelt. Martin!

»Wo bist du, es ist so laut im Hintergrund?« Zwei Gleise weiter fährt gerade ein Zug ein.

»In Würzburg am Bahnhof.«

»Was machst du denn in Würzburg?«

»Ich war an der Uni für einen Artikel, den ich recherchiere. Über Phobien«, antworte ich so beiläufig, als würde ich ihm die Uhrzeit durchgeben. Doch Martin scheint etwas zu ahnen – oder zu hoffen.

»Für eine Geschichte? Oder machst du tatsächlich was gegen deine Macken? Vielleicht etwas gegen deine Fahrangst?«

»Nein, ist wirklich nur für eine Geschichte. In der soll es um neue Therapiemethoden in der virtuellen Realität gehen, gegen Spinnen- und Flugangst.«

»Ach so, ich dachte schon.« Ich meine, Martins Enttäuschung herauszuhören – und freue mich schon riesig auf sein Gesicht, wenn ich ihn mit dem Auto abhole. Also: Wenn … Aus dem Lautsprecher über mir dröhnt die Ansage, dass der Zug einfährt. »Du, ich muss gleich einsteigen. War schön, deine Stimme gehört zu haben. Ich schreib dir heute Abend eine Mail.« Ich lege auf.

Im Zug habe ich vier Stunden Zeit. Vier Stunden, in denen ich mich in meine letzte, noch unbehandelte Macke – die Lärmempfindlichkeit – einlesen und sie im Feldversuch noch einmal unter die Lupe nehmen kann. Dafür habe ich meine Ohropax heute zu Hause gelassen. Ein großer Schritt für mich. Vor allem auf Bahnfahrten verriegele ich mit den Pfropfen immer meine Ohren.

Denn bei so vielen Leuten auf so wenig Raum wimmelt es von gehörhärchen-sträubenden Geräuschen. Menschen quatschen, würfeln (mit Würfelbecher!), schnarchen, ihre verstopften Nasen pfeifen – und mindestens einer im Abteil hört seine Musik so laut, dass sie nicht nur in seinem Kopfhörer, sondern auch mit meinen Nerven spielt. Meine Freundin Betty hat mir kürzlich von einem Mann erzählt, der neben ihr am Bahnsteig wartete und dabei regelmäßig ein besonders quälendes Geräusch im Hals-Nasen-Rachenraum produzierte. Sie beschrieb es wie eine Art Rotzhochziehen mit röchelndem Abgang. Bereits als der Zug einfuhr, schob Betty Panik, dieser Mann könnte sich auch nur in ihre Nähe setzen. Und natürlich nahm er dann direkt neben ihr Platz. Die 90 Minuten von Berlin nach Hamburg waren für sie eine Prüfung in Nachsicht und Mitgefühl. Denn ansprechen mochte sie den Herren auf seine lärmende Angewohnheit nicht.

»Das wäre mir total unangenehm gewesen. So als würde man jemandem ungefragt ein Taschentuch anbieten«, meinte sie. Ohropax, die bei der von Betty beschriebenen Lautstärke (»Als wenn im Fünf-Sekunden-Takt ein Flugzeug direkt neben dir startet«), wahrscheinlich eh wenig gebracht hätten, hatte sie nicht dabei.

Ich als Lärmschutz-Expertin trage normalerweise die weichen, rosafarbenen Wachskugeln. Sie hinterlassen zwar einen ölig-schleimigen Film im Ohr, sind im Gegensatz zu den gelben Schaumstoff-Kegeln, die ich noch zu Anfang benutzt habe, aber so effektiv gegen Lärm wie Säure gegen Flecken. Und ich trage sie nicht nur in der Bahn, sondern fast immer: Seit ich zwölf Jahre alt bin, schlafe ich mit ihnen. Wenn ich arbeiten muss, habe ich sie im Ohr sitzen – selbst wenn ich dabei allein zu Hause bin. Mit diesen kleinen rosafarbenen Glücksbringern mache ich, wie man an der Küste zu sagen pflegt, »die Schotten dicht«. Nur mein Atem, das Blutrauschen und ich – ein absolut harmonischer Dreier.

Im Gegensatz zu meinem Ordnungsfimmel, bei dem ich nicht genau sagen kann, wann er angefangen hat (meine Mutter meint zumindest, ich sei ein »ganz normal« unordentliches Kind gewesen), weiß ich es bei meiner Lärmempfindlichkeit: Sie war schon immer da. »Stefan liest so laut«, soll ich mich bereits mit fünf Jahren über meinen großen Bruder und dessen Bettlektüre im gemeinsamen Kinderzimmer beschwert haben. Ich kann an keine Wohnung denken, in der ich bislang gelebt habe, ohne mich nicht auch an einen Störfaktor zu erinnern. Einmal wohnte ich Wand an Wand mit einer Opernsängerin (die zudem auch noch Klavierunterricht gab), dann stand die Waschmaschine des Nachbarn an der Rigipswand zu meinem Arbeitszimmer (der Schleudergang: die Hölle!), und bevor Martin und ich zusammenzogen, ging meine Wohnung zu einem Innenhof, in dem Menschen jeden Abend, an dem die Temperaturen nicht unter null Grad fielen, auf Campingstühlen saßen und (meiner Meinung nach) viel zu laut Skat kloppten. Martin ließ sich weder von den Campern, noch von der Opernsängerin und schon gar nicht vom scheppernden Schleudergang stören. Ich weiß also, wie anstrengend mich meine Überempfindlichkeit macht. Doch alle verzweifelten Versuche, meine Ohren einfach zuzuklappen, versagen. Ich muss mich auf solche Geräusche konzentrieren, bis ich nichts anderes mehr machen kann, als mich aufzuregen.

Immerhin bin ich damit anscheinend nicht allein. Um Leidensgenossen zu finden, musste ich gestern nur ein paar Stichworte bei Google eingeben: »Nachbar laut nervt« zum Beispiel. Ein paar Auszüge aus den Foren habe ich mir ausgedruckt und mit in den Zug genommen. Ich überfliege sie nur, denn was ich dort lese, sind fast alles Klassiker im fast alltäglichen Nachbarschaftskampf. Da wird sich beschwert über Frauen und Männer von nebenan, die zu laut die Türen knallen, auf den Köpfen der Menschen, die unter ihnen wohnen, seilspringen, viel zu früh am Morgen oder mitten in der Nacht unerträglich laut Musik hören. »Heute Abend kommt meine Anlage ins Schlafzimmer«, kündigt ein User an und freut sich weiter: »Die Boxen haben ordentlich Bumms. Punkt 6.30 morgens früh wird zurückgeschossen. Ich glaube, ich lasse die ›Grindfuckers‹ laufen.« Der Rächer der Genervten schreibt dies im Forum eines Online-Metal-Radios. Wenn es um die eigenen vier Wände geht, scheinen auch Fans von »Black Sabbath« und »Motörhead« feine Ohren zu haben. Die Google-Eingabe »Papagei Lärm« brachte unzählige Treffer. Darunter unter anderem die Bild-Meldung »Nachbar drehte Papagei den Hals um, weil er immer ›La Cucaracha‹ sang«.

Aus aktuellem Anlass interessieren mich natürlich besonders die Suchergebnisse zu »Kopfhörer Bahn laut nerven«: »Von allen Seiten dröhnt es auf einen ein, so dass man sich wie auf dem Rummel vorkommt. Und sechs Leute brüllen in fünf Sprachen in ihre Mobiltelefone sowie in die Ohren des Nachbarn. Dazu kommt bei bestimmten U-Bahn-Linien das unerträgliche Quietschen in den Kurven ...«, lässt ein Forenbesucher die Community mitfühlen. »Ich bin wirklich nicht kleinlich, aber es nervt extrem. Warum kann nicht gelegentlich mal ein Hinweis auf Rücksicht auf andere per Lautsprecher durchgegeben werden?« Wahrscheinlich, weil die betreffenden Personen solche Durchsagen gar nicht hören würden. »Einfach an der Schulter antippen und ganz lieb fragen, die Musik leiser zu stellen«, ist der Rat einer Frau im Forum. Weitere Vorschläge: In der Bahn nur noch Erste Klasse fahren, den Ghettoblaster für einen Gegenangriff im Abteil auf- und dann lautstellen, in eine andere Ecke gehen – oder eben selbst Musik über Kopfhörer hören: »Wenn du die Leute nicht ansprechen magst, besorg dir einen MP3-Player, dann stört dich der andere nicht mehr.« Nun will ich weder das Geld für ein Erste-Klasse-Ticket ausgeben noch rund um die Uhr Musik im Ohr haben. Und die Leute anzusprechen, halte ich ebenfalls für keine gute Idee: Erst vor ein paar Wochen wurden einem Fahrgast in der Berliner U-Bahn die Zähne ausgeschlagen – mit der Trompete, über die er sich kurz vorher bei dem sie spielenden Musikanten beschwert hatte.

Generell würde ich lieber mich und nicht die anderen ändern. Hier in den Foren regen sich natürlich einige Leute auf, aber die Mehrheit der Bevölkerung kann doch anscheinend ganz gut mit vielen der monierten Geräusche leben. Ich möchte lieber wie sie sein, statt zum Profi-Nörgler zu werden. Zu einem Nörgler, wie zum Beispiel

Harald Fiedler. Vor einer Weile habe ich den Gründer und Ehrenvorsitzenden des Vereins »Lautsprecheraus e.V. – Pipedown Deutschland« für einen Artikel in der Frankfurter Allgemeinen Sonntagszeitung über permanente Musikberieselung interviewt. Der pensionierte Musik-Oberstudienrat hat es sich zum Lebensinhalt gemacht, in Geschäften, Flughäfen, Restaurants, Friseursalons, Supermärkten für Stille zu sorgen, Lautsprechermusik, die als Klangteppich im Hintergrund läuft, ausschalten zu lassen. Dafür geht er in Läden, in denen er einkaufen will, schon mal zum Verkäufer und sagt: »Stellen Sie bitte das Gedudel aus.« Wird seiner Aufforderung nicht Folge geleistet, fragt er: »Wollen Sie Musik hören oder diesen Mantel verkaufen?« Meist herrscht danach angeblich Ruhe. Als ich Fiedler bei sich zu Hause, in einer beschaulichen Gemeinde bei Hamburg, traf, war er nicht unfreundlich, aber seine verbissene Art und die dunkle Eiche-Rustikal-Einrichtung hinterließen einen traurigen Eindruck bei mir.

Ob Harald Fiedler wohl hochsensibel ist? Und ein paar der Kommentatoren in Internetforen vielleicht auch? In einem der Foren bin ich nämlich zum ersten Mal auf den Begriff »Hypersensibilität« gestoßen. Hypersensibilität, kurz HS, wird auch »Hochsensibilität« oder »Hochsensitivität« oder einfach »Überempfindlichkeit« genannt und als Phänomen beschrieben, »bei dem Betroffene stärker als der Populationsdurchschnitt auf Reize reagieren, diese viel eingehender wahrnehmen und verarbeiten.« Dabei geht es nicht nur um Geräusche, sondern auch um Farben, Gerüche, Berührungen oder Lichtstärke.

Die Forschung zu HS steht noch ganz am Anfang. Elaine N. Aron hat sich in den neunziger Jahren erstmals wissenschaftlich mit dem Thema befasst. Die amerikanische

Psychologin prägte auch den Begriff »Highly Sensitive Person« (HSP). Nicht nur Aron betont immer wieder, dass es sich bei HS nicht um eine psychische Störung oder eine Krankheit handelt. Sie sei ein Persönlichkeitsmerkmal, vergleichbar mit Hochbegabung oder Synästhesie (wenn Menschen zum Beispiel »warmes Gelb« oder ein »blaues A« wahrnehmen). Bis heute gibt es keine anerkannte neurobiologische Erklärung für die Ursache von HS. Vermutlich ist das Phänomen bedingt durch eine Genvariante, somit also eine Laune der Natur – so ähnlich wie Rothaarigkeit oder Blutgruppe A. Zwei daraus folgende Theorien für die Entstehung von HS gibt es: 1. Bei Hochsensiblen sollen bestimmte Gehirnareale, die die Erregungspotentiale dämpfen, vergleichsweise schwach ausgeprägt sein. 2. Der Thalamus, der den größten Teil des Zwischenhirns bildet, stufe bei den Betroffenen mehr Reize als wichtig ein als bei Durchschnittlich-Sensiblen – und diese erreichen so das Bewusstsein. Leider ist Reizempfindlichkeit nicht messbar, wie Blutdruck oder der Testosteronspiegel. Es gibt zwar einige Tests im Internet. Leider sind diese so oberflächlich, dass – wenn es nach ihnen ginge – sich wohl auch H. P. Baxxter zu den Hochsensiblen zählen kann. Denn, mal ehrlich, wer würde »Harmonie ist mir wichtig, sonst leide ich unter der Atmosphäre« oder »Sehr hungrig zu sein, hat bei mir starke Auswirkungen auf meine Konzentrationsfähigkeit oder Laune« nicht ankreuzen? »Ich reagiere deutlich empfindlicher auf Geräusche als andere Menschen« oder »Ich fühle mich häufig missverstanden, weil ich offenbar mehr und andere Dinge wahrnehme als andere« sind da noch die konkreteren Beispiele.

Nach einem Test auf der Seite www.zartbesaitet.net

des »Vereins zur Förderung hochsensibler Menschen« gehöre ich auch zu den Zartbesaiteten. Vermutlich. Denn ganz genau mag man sich da doch nicht festlegen. Ich habe zwar 183 Punkte erreicht, Hochempfindlichkeit beginnt hier bei 163 Punkten – doch auch damit bin ich nur »wahrscheinlich eine HSP«. Warum sich festlegen, wenn man alle Möglichkeiten offenhalten kann?

»Hochsensibilität ist ein rein subjektives Gefühl«, wird Dr. Achim Zinke in einem Artikel zitiert. Der Facharzt für Psychotherapeutische Medizin in Kassel hat sich auf die Behandlung hochsensibler Menschen spezialisiert. Interessant. Ein neues Phänomen, das zwar angeblich keine Krankheit ist, aber schon gibt es die ersten Experten, die sich um Betroffene kümmern wollen. Leider steht in dem Artikel nicht, wie.

Dafür fand ich Selbsthilfegruppen, Ratgeberliteratur, eine Internet-Partnerbörse, die spezielle Kontaktmöglichkeiten für Hochsensible anbietet, und in einem Artikel lese ich jetzt von einem Mann, der eine Diskothek für Hochsensible eröffnen will. Tanzen: barfuss. Musik: Zimmerlautstärke. Als Anlaufstelle für alle, die sich betroffen fühlen, gibt es in Deutschland unter anderem den »Informations- und Forschungsverbund Hochsensibilität e. V.« Wenn ich morgen wieder am Schreibtisch sitze, werde ich die mal kontaktieren.

Ohne Ohropax haben meine Luchsohren im ICE inzwischen zwei Geräusche geortet, über die ich mich aufregen kann. Erstens: Der Verschluss eines über mir gelagerten Rucksacks schlägt durch das Gerüttel des Zuges gegen die Ablage. Ein unregelmäßiges und unaufhörliches Klack … Klack … Klack. Zweitens: Direkt hinter mir sitzt ein Mann, dessen Musik so laut durch die Kopfhörer dringt, dass er mit ihr nicht nur sich, sondern auch alle Fahrgäste im Radius von mindestens fünf Reihen beschallt. Also, was nun? Der erste Teil ist einfach: Ich tue so, als müsste ich meine Jacke verstauen, quetsche sie in die Ablage und polstere so den klappernden Verschluss. Doch was mache ich mit dem Mann? Dass ich ihn nicht einfach bitte, seine Musik doch ein wenig leiser zu stellen, liegt nicht daran, dass ich Angst habe, er könne mir aufgrund dieser Frechheit mit seinem iPod eins überziehen. Nein, wie Betty ist mir die offensive Ansprache einfach unangenehm. Außerdem mag ich keine Spaßbremse sein. Und da würde es auch nicht helfen, sich als Hochsensibler zu outen. Ich wähle also die Vermeidungsstrategie, schnappe mir meine Unterlagen und wandere aus – ins Bordrestaurant.

An diesem späten Vormittag ist hier kaum etwas los. Nur eine Dame mit Hut und einem Becher Tee vor sich und ein junger Typ, der sich, wahrscheinlich, um hier sitzen zu dürfen, ein Mineralwasser bestellt hat. Ich habe also erst mal meine Ruhe.

Am nächsten Tag erreiche ich Dr. Michael Jack, Präsident des »Informations- und Forschungsverbundes Hochsensibilität e. V.« Diese HS-Diagnose-Tests sieht er auch eher kritisch. Der Rechtsreferendar beschäftigt sich seit zehn Jahren mit dem Thema Hochsensibilität und fragt sich bis heute, ob er betroffen ist. Nach den paar Tagen, die ich mich mit dem Thema beschäftigt habe, bin ich mir erst recht nicht sicher. Doch wer wie ich allein zu Hause mit Ohrstöpseln sitzt, meint Jack, sei »eine heiße Kandidatin«.

»Nehmen wir einmal an, ich wäre hochsensibel. Was könnte ich denn dagegen machen?«, frage ich also.

»Da kann ich Ihnen nichts vorschlagen. Hochsensibilität ist eine Persönlichkeitsvariable, nichts per se Behandlungsbedürftiges oder Krankhaftes«, ist auch Jacks Antwort.

»Was habe ich denn dann von dem Wissen, möglicherweise eine hochsensible Person zu sein?«

»Von der Erkenntnis kann man sich nichts kaufen«, stellt er klar. »Es bringt einem nur etwas fürs Selbstverständnis.«

In einem Artikel hatte ich über eine hochsensible Frau aus Wien gelesen, die unendlich erleichtert war, den Schlüssel zu ihrem Wesen gefunden zu haben, nach dem sie schon so lange gesucht hatte. Das freut mich natürlich für sie. Doch mir würde das nicht reichen.

»Gegen Hochsensibilität muss man doch was machen können.«

»Die Frage darf nicht lauten: Wie kriege ich das weg, sondern: Wie kann ich mich mit meiner Sensibilität arrangieren?«, erklärt Jack. Eine klassische Technik gegen Überreizung sei Meditation.

Na also, geht doch. Vielleicht kann ich meine Macken damit zumindest reduzieren.

Michael Jack rät mir zudem, doch einmal die Liste von ehrenamtlichen und professionellen (kostenpflichtigen) Kontakten für Hochsensible durchzusehen, die auf der Internetseite seines Vereins steht. Darunter seien auch esoterische oder homöopathische Behandlungsmethoden, die Jack persönlich nicht empfehlen würde, weil deren Wirksamkeit nicht wissenschaftlich belegt ist. Aber: Man kann sich seine Verbündeten ja nicht immer aussuchen. Tatsächlich finde ich auf der Seite eine ziemlich wilde Mischung: Von Psychotherapie über Coaching und Selbsthilfegruppen bis hin zu Ausdruckstanz, Lebensberatung und Energieheilkunde. Überwiegend bieten aber Coaches ihre Dienste an. Da habe ich doch noch den Freund von Annabelle in petto.

# NIMM MICH, WIE ICH SPINN!

Ich komme als Erste im »Yumcha Heroes« an, wo es die besten Dim Sums der Stadt gibt, und wo ich mich heute mit den drei Ans treffe. Seit ich mir bewusst gemacht habe, dass Zu-spät-Kommen kein Luxus ist, den ich mir leisten kann, sondern eine Form von Respektlosigkeit – zumindest in Deutschland, in anderen Ländern mag das anders sein –, erscheine ich jetzt fast immer pünktlich zu Verabredungen. Was Freunde und Bekannte verwundert und verunsichert: »Was, du bist schon da? Bin ich so spät dran?« ist zurzeit die Standardbegrüßung. Schön, wenn man Menschen noch überraschen kann.

Nach und nach trudeln Annabelle, Anke und mit zehn Minuten Verspätung auch Annie ein. Alle klopfen mir verbal noch einmal auf die Schulter, gratulieren mir zu meiner neuen Pünktlichkeit. Nur Annie tut so, als würde sie sich ärgern und streicht dabei energisch über ihre streng nach hinten gebundenen Haare.

»Verdammt, jetzt können wir gar nicht mehr mit der Begründung zu spät kommen, dass wir keine Lust haben, immer auf dich zu warten.«

»Ihr habt es so gewollt. Daran müsst ihr euch nun wohl oder übel gewöhnen«, sage ich und freue mich über die erste Besserung einer meiner Macken. Das war ja einfach. Nachdem wir die Bestellung aufgegeben haben, fragt Annabelle gleich nach der nächsten.

»Und, wie geht's mit deinem Ordnungszwang voran?«
Und zu den anderen gewandt: »Frau Winkler hier hat nämlich nicht einfach eine Ordnungsmacke, es ist ein Zwang.«
»Wie, du hast einen Zwang?« Annie muss lachen. Anke
schaut betroffen.

»Es ist nur ein ganz kleiner«, sage ich beruhigend. Annabelle sieht mich zweifelnd an.

»Aha, das klang an unserem Brandenburg-Wochen-
ende, nachdem du mit dem Experten telefoniert hattest,
aber noch etwas dramatischer.«

»Das ist ja nun auch schon ein paar Wochen her.« Ich
muss die Ans erst mal auf den neuesten Therapiestand
bringen. Also erzähle ich, wie ich »Macke« bei Wikipedia
eingegeben habe, was mich zu den Zwängen, Nico Niedermeier und einem Verhaltenstherapeuten in Berlin führ-
te – der mich bis heute nicht zurückgerufen hat. Wie ich
deshalb nicht beim Psychotherapeuten, sondern mit einer
DVD über Klopfakupressur auf meinem Sofa gelandet bin
(Klopfen und Augenrollen muss ich natürlich vormachen,
zur Freude der Ans und Verwirrung unserer Tischnach-
barn). Wie ich den Stapel des Horrors neben meinem Bett
aufgebaut und mich schließlich zum Thema Konfrontation
in einem Selbsthilfe-Buch eingelesen habe. Seitdem weiß
ich, dass Konfrontation oder auch Exposition im Prinzip
bedeutet: Sich dem aussetzen, was die Zwangshandlung
auslöst – also in meinem Falle Unordnung – und sich dann
darauf konzentrieren, ohne dem Verlangen nachzuge-
ben, die Zwangshaltung – in meinem Fall das Aufräumen – auszuführen. Annabelle lag also nicht ganz falsch,
als sie nach dem Gespräch mit Niedermeier vermutete,
ich müsste dann wohl bald viel Zeit in unaufgeräumten
Zimmern verbringen. Das Ziel: Schleichende Gewöhnung

an das Unerträgliche. Wie lange so eine Konfrontation dauern soll, habe ich leider noch nicht herausgefunden. Aber anscheinend ziemlich lange. Denn alle zehn Minuten, so rät das Buch, soll man überprüfen, wie man sich bei der Konfrontation fühlt.

»Und haben deine Therapieversuche schon was gebracht?« Annie legt meine Serviette schief und grinst.

»Sehr lustig«, antworte ich und lege die Serviette wieder gerade. »Ich weiß nicht so richtig. Ich weiß nur, dass ich noch immer Fußmatten zurechtrücke und fremde Schreibtische aufräume.«

»Was machst du denn jetzt? Klopfen oder konfrontieren?«, fragt mich Annabelle. »Nur noch konfrontieren. Ich glaube, die ganze Sache mit dem Klopfen ist eh nur eine Art Beschäftigungstherapie gewesen, damit man sich beim Konfrontieren nicht langweilt.«

»Wie? Beschäftigungstherapie?« Anke ist entrüstet. Der sonst stets liebevolle Ausdruck verschwindet aus ihrem Gesicht.

»Da geht es um den Energiefluss in deinem Körper. Dafür solltest du aber auch offen sein.«

»Oder sehr verzweifelt«, kontert Annie, die an verstopfte Meridiane genauso wenig glaubt, wie an Handlesen, Kartenlegen oder doppelköpfige Werwölfe. »Dein Verhaltenstherapeut war doch ganz klar mit seiner Ansage: Konfrontation mit Hilfe eines Experten wirkt, sonst nichts«, erläutert sie weiter.

»Ja, aber wenn der mich doch nicht zurückruft«, versuche ich mich zu verteidigen. »Ein einziger Anruf? Mehr war dir die Sache nicht wert?«, regt sich Arzttochter Annie auf und hat natürlich recht.

»Ich war mir nach meinem Selbsthilfegruppenbesuch

einfach unsicher, ob eine der wenigen Konfrontations-Koryphäen in meinem Fall nicht total übertrieben ist.«

»Ach, und dann machst du lieber so einen Quatsch wie Klopfakupressur.« Das kann Anke nicht einfach so hinnehmen.

»Das ist kein Quatsch, nur weil du nicht daran glaubst.«

»Ich sollte doch wohl nicht an eine Therapie glauben müssen, damit sie funktioniert. Das ist doch keine Frage des Glaubens, sondern eine Frage des Wissens«, ärgert sich Annie in einer Lautstärke, die die friedlichen Menschen am Nebentisch zu uns herüberschauen lässt. Zu allem Überfluss kommt Anke dann auch noch mit dem schlimmsten aller Todschlagargumente.

»Wer heilt, hat recht.« Bevor die strenge Annie nun anfängt, sich mit der sensiblen Anke über Placebo-Effekte und Scharlatanerie so zu streiten, dass die Nachbartischler anfangen zu starren, fahre ich mit der erstbesten Bemerkung dazwischen, die mir einfällt.

»Gestern habe ich sogar Bachblüten im Internet gefunden, die gegen einen Ordnungsfimmel helfen sollen. Crab Apple oder so heißen die.«

»Und nimmst du die jetzt auch?«, fragt Annie in einem Baby-Duzi-Duzi-Ton.

»Nein, natürlich nicht. Da könnte ich mir ja genauso gut einen Kräutertee aufgießen.« Anke schaut beleidigt, sagt aber nichts. Also rede ich weiter. »Es war wirklich bizarr, wie sich in einem Online-Forum Leute über ihre Mischungen ausgetauscht haben: Ein bisschen Cherry Plum gegen die Angst, durchzudrehen, Mustard wegen der Depressionen, White Chestnut gegen Zwangsgedanken. Die sollen doch bitte zum Arzt gehen und nicht ihre Bachblüten mischen.«

Zum Glück kommen jetzt die Dim Sums auf den Tisch, und alle sind erst mal damit beschäftigt, Stäbchen aus Papierhüllen zu ziehen und sich Teigbällchen in den Mund zu schieben. Das ist die Möglichkeit für Annabelle, mal wieder zu Wort zu kommen. »Gibt es dagegen nicht auch richtige Tabletten? Also jetzt nicht so was Pflanzliches.«

»Klar, gibt es da etwas«, sage ich, denn über eine ganze Reihe von Medikamenten habe ich in meinem Ratgeber gelesen. »Aber das wäre in meinem Fall natürlich völlig übertrieben, als würde man mit Kanonen auf Spatzen schießen.« Die Dinger beeinflussen den Gehirnstoffwechsel und sind nicht ohne Grund rezeptpflichtig. Man muss sie wochenlang nehmen, bevor überhaupt eine Wirkung eintritt, und dann verschwinden die Zwänge dadurch auch nur selten ganz. Dafür sind die Nebenwirkungen wohl recht verlässlich: Schlafprobleme, Kopfschmerzen, Übelkeit und mehr. Auch das Sexleben kann leiden – und das ist wohl nicht in Martins Sinne.

»Liegt der Stapel denn immer noch neben deinem Bett?«, fragt mich Annie, während sie versucht, ein Dim Sum mundgerecht mit ihren Stäbchen zu zerteilen.

»Ja, das tut er.«

»Und?«, fragt sie weiter.

»Ich finde seinen Anblick immer noch unangenehm, schlafe aber inzwischen ganz okay daneben.«

»Na also, Mission erfüllt. Du sollst die Unordnung ja nicht lieben lernen, sondern nur damit leben können.«

»Aber ich warte ja nur darauf, den Stapel endlich wegräumen zu können. Dann ist das doch eigentlich nur ein Aufschieben des Aufräumens«, überlege ich laut und frage in die Damenrunde: »An wie viel Unordnung soll ich mich denn gewöhnen?« Die Antwort, die ich von Annie bekomme, ist wenig einfühlsam.

»Du sollst dich einfach mal entspannen. Ordnungsliebe statt Ordnungsterror. Und lass Martin mit deinem Fimmel in Ruhe.« Anke bringt da, wie immer, mehr Verständnis für mich auf.

»Aber vielleicht ist ja auch einfach Martin das Problem. Klar können Macken ganz schön nervig sein, aber eigentlich gehören solche Ecken und Kanten doch zu jedem Menschen dazu, machen ihn zu dem, was er ist. Denk doch nur mal an die ganzen Promis, deren Marotten ständig in den Boulevardseiten auftauchen. Je skurriler sie sich verhalten, umso spannender findet das die Presse.«

»Ja, stellt euch nur mal vor«, meint dann auch Annabelle, »Madonna als nette Frau von nebenan. Keine Allüren, keine Sonderwünsche. Da bleibt ja nicht mehr viel übrig vom Gesamtkunstwerk. Und sag mal, was ganz anderes: Bist du eigentlich mit dem Auto hier?«

»Nein, ich nehme aber bereits Fahrstunden. Es geht voran«, sage ich. Langsam, denke ich.

»Und was ist mit deiner Geräusche-Hysterie?«, will Annie wissen. Allmählich bekommt dieses Essen etwas von einem Verhör.

»Ich glaube, ich leide unter Hypersensibilität«, sage ich kurz.

»Du kommst hier mit Sachen an!« Annie schlägt die Hände über dem Kopf zusammen und mimt einen Schwächeanfall. »Erst Zwänge, jetzt Hypersenilität.«

»Sehr witzig, Annie, das heißt *Sensibilität*. Ach, Mann, ihr nehmt mich nicht ernst«, jammere ich möglichst glaubwürdig, muss dabei aber selbst lachen. Ich glaube, ich habe mich noch nie so verrückt gefühlt wie jetzt.

Wieder zu Hause, geht mir das Gespräch mit den Ans noch durch den Kopf. Vielleicht haben Anke und Annabelle ja recht und mein Macken-Mix ist mein Markenzeichen. Und wenn Martin nicht gefällt, was mich ausmacht, dann haben wir tatsächlich ein Problem. Ein Problem, das ich nicht für ihn lösen muss. Ich setze mich noch einmal an den Schreibtisch, auf dem ein Lektürestapel – sehr ordentlich – aufgetürmt ist: Das Buch von Fahrlehrer Frank Müller, der Ratgeber »Zwangsstörungen verstehen und bewältigen«, die Geschichtensammlung »Pfui Spinne, Watte, Knopf!« über lustige Phobien und »Psychologie für Dummies«. Von einem Cover grinsen mich Hella von Sinnen und ihre Freundin Cornelia Scheel an. Sie haben ihre mehr oder weniger prominenten Bekannten für »Des Wahnsinns fette Beute« nach deren Macken und Marotten befragt. Ein Sammelsurium der Eigenarten. In den Interviews tauchen niedliche, kleine Zwänge auf (Barbara Schöneberger: »Wenn ich bei meinen Eltern bin, muss ich mitzählen, wenn ich die Treppe hochgehe.«) und magische, abergläubische Rituale (Dirk Bach: »Es dürfen keine Schlüssel auf den Tisch gelegt werden.«). Doch es geht nicht nur um Dinge, die man machen *muss,* sondern auch um solche, die man nicht machen *mag.* So kann zum Beispiel Moderatorin Katrin Bauerfeind keine Plastikflaschen mit Ketchup, Mayonnaise oder Senf anfassen, weil sie das Geräusch so abstoßend findet, das die Soße macht, wenn sie zurück in die Flasche gesaugt wird. Sie kann auch nicht pünktlich sein. Und Hella von Sinnen hat eine küchenpsychologische Erklärung dafür: »Wenn du weißt, du musst losgehen oder hast um acht Uhr einen Termin, dann musst du noch einen Fleck wegputzen, damit das Ganze deinen Stempel bekommt. Hauptsache, es geht nach deinem Timing.« Egozentrische Verzögerungstaktiken also. Von Katrin Bauerfeind kein Einspruch. Auch ich komme – oder jetzt ja kam – meist zu spät, weil ich, kurz bevor ich los musste, meist noch schnell etwas erledigen wollte. Das verkneife ich mir inzwischen. Da leidet vielleicht die Selbstbestimmung, doch das Gemeinschaftsgefühl freut sich.

Bastian Pastewka, so erfährt man in von Sinnens Buch weiter, ekelt sich vor zusammengeschrumpelten Luftballons. Er sei Seplophobiker, habe also Angst vor verrottendem Material, sagt er. Sicherheitshalber wirft Pastewka deshalb Joghurts bereits zwei Tage vor Ablauf des Verfallsdatums weg. Ob meine Fahrangst auch so einen klangvollen Namen hat? Mal im Internet nachsehen. Ja: Amaxophobie.

So eine Phobie kann sich ja gegen alles Mögliche richten: Die Autorin des Buches »Pfui Spinne, Watte, Knopf!«, Mareile Kurtz, ekelt sich zum Beispiel vor Knöpfen an Kleidungsstücken (auch Koumpounophobie genannt). 32 Menschen und sich selbst hat sie davon erzählen lassen, wie es sich mit einer Angst vor Schnecken, Puppen oder auch Ohrringen lebt. In ihrem Vorwort betont die Journalistin, dass sie »schräge Phobiker-Vögel« ganz schön klasse findet. Überhaupt: Leute mit skurrilen Ticks und Macken seien doch toll. Dass Johnny Depp Angst vor Clowns hat, großartig! Dass Christina Ricci den Raum verlassen muss, wenn sich darin eine Topfpflanze befindet, herrlich! Und dass sich Nicole Kidman vor Schmetterlingen fürchtet, da kann man ja richtig neidisch werden. Allerdings scheint Frau Kidman selbst nicht sonderlich stolz auf ihre Phobie zu sein. Sie ist sogar extra in einen großen Schmetterlingskäfig im American Museum of Natural History gestiegen, um ihre Angst zu bekämpfen. Doch es hat nicht geholfen.

Mareile Kurtz will sich ihre Knopfangst auf keinen Fall nehmen lassen. Jetzt, wo sie ihre Angst vor den runden Verschlüssen öffentlich bekannt gegeben habe, ist sie sich sicher, dass sie für ihre Mitmenschen noch sympathischer und interessanter denn je sei. Freunde würden inzwischen aus Solidarität noch vor ihr anfangen zu kreischen, wenn sie an einem Bluse- oder Hemdträger einen Knopf entdeckten. Natürlich habe ich nichts gegen die Phobie von Frau Kurtz, kann ihre Begeisterung aber nicht wirklich nachvollziehen. Juhu, ich habe Angst vorm Autofahren! Ja, wie spannend ist das denn? Und eine Frau, die mich mit ihren Freundinnen ankreischt, weil ich eine Strickjacke mit Knöpfen trage, werde ich dabei sicherlich nicht bewundern oder anfeuern. Trotzdem: Kurtz ist dafür, dass wir alle unsere skurrilen Ticks ausleben und so zu schillernden Persönlichkeiten werden. Wer keine Macken hat, sollte sich also besser schnell eine zulegen, der Langeweiler.

Auch Hella von Sinnen und ihre Freundin klingen in ihrem Buch so, als sei jede Marotte ein Grund zum Feiern. Da frage ich mich: Seit wann zeigen wir eigentlich unsere Schrullen wie große, glänzende Diamanten her, obwohl sie doch eigentlich kleine, hässliche Kieselsteine in dem Triebwerk sind, das uns gut funktionieren lassen sollte. Besonders offen mit ihren besonders skurrilen Macken scheinen die ganz großen Stars umzugehen. Zumindest kann man ihnen bei der Klatschspaltenlektüre kaum entgehen. Dort steht dann, dass Jodie Foster durchdreht, wenn Handtücher nicht auf ein Drittel ihrer Größe gefaltet sind, dass Jessica Alba Kurzschlusspanik bekommt, sobald sie sich mit einem Elektrogerät in einem Raum befindet, und dass Helena Christensen sich nicht das Bett mit einer anderen Person teilen mag. Madonna hat angeblich eine ausgeprägte Bakterienphobie, weshalb sie sich ausschließlich auf nagelneue Klobrillen setzt, und Demi Moore mag es nicht, wenn man ihr Gepäck stapelt. Jennifer Lopez wiederum hat so viele Spleens, dass wohl niemand mehr einen Überblick darüber hat.

Macken und Stars, das geht Hand in Hand wie Facebook und Datenklau. Warum? Weil die Prominenten es sich leisten können, auch finanziell. Während ich niemals ohne Ohropax im Hotel einchecken würde, aus Angst, ich könnte wegen eines hustenden Zimmernachbars oder eines Aufzugs, der direkt hinter dem Kopfende meines Betts entlangrauscht, kein Auge zutun, lässt Natalie Portman einfach beim Personal ausrichten, dass sie bei lauten Geräuschen nicht schlafen könne und deshalb die Hotelbar um 22 Uhr zu schließen habe. Kein Problem, Frau Portman. Man stelle sich vor, ich würde das fordern. Dann würde man mir wahrscheinlich nur ein abschätziges Lächeln und den Weg zur Tür zeigen. Deshalb unterdrücken wir normalen Menschen in der Regel unsere egozentrischen Impulse, versuchen unsere Zwänge, so gut es geht, zu verstecken und vermeiden möglichst unauffällig die Auslöser unserer Phobien.

Was würde ich mir wohl herausnehmen, wenn mir die Welt so sehr zu Füßen läge, dass sie mir jeden noch so absurden, egozentrischen Wunsch mit Begeisterung erfüllen würde? Wenn ich den Titel »Fräulein Gaga« voller Stolz und Überzeugung tragen dürfte? »Ich mache den Abwasch heute aber nur, wenn man mir 1000 rote Kerzen auf dem Esstisch anzündet!« Oder: »Ich brauche 24 Stunden am Tag drei muskulöse Männer, einer blond, einer schwarzhaarig, einer brünett, der bei mir in der Wohnung, im Büro und im Hausflur die Gegenstände rechtwinklig ausrichtet, mit nacktem Oberkörper, versteht sich.« Und: »Wenn ich verreise, dann muss das Hotelzimmer bei meiner Ankunft komplett in Schwarz gehalten sein, sowohl die Möbel als auch Vorhänge, Wände und Boden. Meine Begleitung soll außerdem mit einer Sauerstoffbar bei Laune gehalten werden, die von rothaarigen Frauen betrieben wird.« Ach nee, die Sache mit dem schwarzen Zimmer und der Sauerstoff-Bar hat sich schon Sänger Prince überlegt, um seine Einmaligkeit zu unterstreichen – und die Menschen um ihn herum in den Wahnsinn zu treiben.

Im Buch von Hella von Sinnen ist Rosa von Praunheim wohl derjenige mit der anstrengendsten Macke. Praunheims Freund Oliver muss Essen sowie Getränke des Regisseurs vorkosten, wenn dieser befürchtet, ihn könnte jemand vergiften wollen. Zum Glück ist aber auch Praunheims Freund nicht ohne. Er hat magische Zwangsgedanken, die um negativ und positiv besetzte Zahlen kreisen. Geht er zum Beispiel in ein Haus mit einer negativen Nummer, dann muss er danach in ein Haus mit positiver Nummer gehen, um es zu neutralisieren. »Es reicht schon, wenn ich das Haus antippe«, sagt er. Beide nehmen sich in ihrer ganz eigenen Verrücktheit also nicht viel, haben sich aber anscheinend gut mit den Eigenheiten des anderen arrangiert. »Ich muss sagen, dass ich das auch attraktiv finde, deine Macken«, meint von Praunheim. »Ich finde es sexy, für jemanden da zu sein, zu sorgen. Das nervt mich überhaupt nicht … Wenn wir uns streiten, und er hat wieder so eine Macke, dann liebe ich ihn umso mehr.« Habe ich vielleicht einfach nicht den richtigen Freund? Brauche ich jemanden, der mehr Marotten hat als Martin und mich darum besser verstehen kann? Vielleicht muss ich in der Rubrik »Ehrliche Kontaktanzeigen« der Zeitschrift »Neon« inserieren – ganz nach dem Motto: Nimm mich, wie ich spinn! Doch was steht mir unprominentem Menschen an Sonderbarkeiten zu? Wie sehr darf ich Martin unter meinen Macken leiden lassen? Ist Martin vielleicht einfach nicht der richtige Mann für mich – oder ich nicht die richtige Frau für ihn? Zu viele Fragen, die ich nicht allein beantworten kann. Ich schreibe eine Mail an Brigitte Hebel. Mit der Paartherapeutin hatte ich sehr erhellende Gespräche, wenn ich für Artikel zum Thema Partnerschaft recherchiert habe.

# GUTE MACKEN, SCHLECHTE MACKEN

Weil ich heute zu Hause arbeite, gönne ich mir die ent-
spannendste, wenn auch wohl asozialste Form der Mittagspause: Ich hocke mich mit einem Teller Nudeln vor
den Fernseher. Zu meiner Verteidigung – ich schaue nicht
den Laienschauspielgruppen in »Mitten im Leben!«, »Ver-
klag mich doch!« oder bei »Richter Alexander Holt« dabei
zu, wie sie versuchen, die deutsche Unterschicht zu ver-
körpern. Ich will mein Gehirn ja nicht betäuben, sondern
nur kurz mal abschalten. Am besten funktioniert das bei
mir mit amerikanischen Serien wie »Malcolm mittendrin«,
»How I Met Your Mother«, »Scrubs« – von denen die uralten
Folgen völlig unzusammenhängend im Mittagsprogramm
gezeigt werden. Ich kenne sie eigentlich alle. Es ist wie
ein Treffen mit alten Bekannten, die mir nichts Neues zu
erzählen haben. Ich lasse sie reden, muss aber gar nicht
richtig zuhören. Meine perfekte Meditation. Heute werde
ich bei »Scrubs« allerdings hellhörig, als die neurotische
Ärztin Elliot Reid ihre Freundin Carla Espinosa, eine resolute Krankenschwester, um Rat fragt, während die beiden
Frauen über den Krankenhausflur marschieren. Denn es
geht um: Macken. Elliot hat mit ihnen ein akutes Problem.
Seit kurzem geht sie mit einem Krankenpfleger aus, Paul –
und die beiden haben am Abend das nächste Date. Bislang konnte sie all ihre Macken vor ihm geheim halten,
doch langsam hat ihr wahres Ich keine Lust mehr auf das
Versteckspiel.

»Carla, du weißt doch, dass ich verrückt bin, oder?«, fragt Elliot.

»Klar, was ist los?«

»Es wird immer schwieriger, es Paul zu verheimlichen.«

»Oh, ich verstehe das zu gut«, sagt Carla: Ihr Freund und sie sind verlobt, und erst letzte Woche habe sie ihm gestanden, dass sie, wenn sie auf die Toilette gehe, nie die Brille berühre. »Und zwar nicht, weil ich Angst vor Bakterien habe, sondern weil ich mich vor Kloschlangen fürchte«, gesteht sie.

»Ich denke, das Geheimnis ist: Man muss Männer so lange täuschen, bis sie nicht gleich aufgeben, wenn ihnen die erste Macke an uns auffällt.« Anscheinend gibt es einige Frauen, die sich so marottich fühlen, dass sie ihre Eigenarten besser erst mal geheim halten. Klar, man würde ja auch im Vorstellungsgespräch für seinen Traumjob nicht als Erstes betonen, wie antriebslos man sein kann oder wie sehr es einem manchmal an Durchsetzungsvermögen fehlt. Stattdessen unterstreicht man seine Vorzüge. Warum sollte das beim Traummann anders sein? Doch wie geht es dann weiter? Bei Scrubs treffen sich die beiden Frauen am nächsten Tag, nach dem Date, wieder zwischen Bettpfannen und Rollstühlen.

»Ich kann meine Verrücktheit nicht mehr verstecken. Ich bin ein verrückter Vulkan, der ihn mit neurotischer Lava bespucken will.« Elliot ist hysterisch. Carlas Vorschlag: »Mach es so wie ich: Such dir einfach Menschen, die Paul nicht kennt und lasse deine Verrücktheit in kleinen Eruptionen raus.« Elliots Vulkan explodiert dann aber doch schon am gleichen Abend. »Du verheimlichst doch irgendetwas vor mir«, vermutet Paul richtig – und die Lava beginnt zu sprudeln: »Ich bin voller Selbstzweifel, ich habe

Panikattacken, ich bin klaustrophobisch, bacillophobisch, phobienphobisch. Ich rede mit mir selbst, und ich rede mit meiner Katze. Ich rede mit drei verschiedenen Therapeuten darüber, dass meine Katze, wenn sie mir antwortet, mit der Stimme meiner Mutter spricht.« Ja, das ist einiges. Und was macht ihr Date nun damit? Er findet Elliots Macken »wahnsinnig scharf«. Diese Reaktion kann ich jetzt nicht nachvollziehen. Vielleicht ist dies das Wunschdenken einer neurotischen Drehbuchautorin. Denn natürlich wäre es ganz wundervoll, wenn wir nicht nur *trotz* unserer Macken, sondern sogar *wegen* ihnen geliebt würden. Also, wie attraktiv oder unattraktiv sind denn nun Macken für Männer? Muss ich mich ein Leben lang verstellen, oder darf ich in einer langen Beziehung irgendwann meinen Marotten freien Lauf lassen? Fragen, die ich gleich Brigitte Hebel, der Paartherapeutin aus Hamburg, stellen kann. Wir sind zum Telefonieren verabredet.

»Bei Ihnen klingt ja die ganze Zeit mit, dass man den anderen mit seinen Macken nicht nerven darf«, sagt Hebel, nachdem ich ihr von meinem Projekt »mackenfrei für Martin« erzählt habe.

»Ja, natürlich. Macken sind doch für den Partner nervig«, wundere ich mich.

»Aber so funktioniert eine Partnerschaft nicht«, wundert sie sich über mich. »Wenn es Ihnen gelingen würde, alle Ihre Macken loszuwerden, dann hätten Sie ja irgendwann eine Beziehung, in der Sie beide nur noch flöten, und man könnte jederzeit die Rama-Frühstückswerbung bei Ihnen zu Hause drehen.« Das klingt in der Tat todlangweilig. Sind Macken also vielleicht sogar gut für eine Beziehung? Und falls ja, könnte sie als Paartherapeutin mir das vielleicht schriftlich geben, damit ich ihre Einschätzung postwendend nach Australien schicken kann? Doch leider ist Hebel auch nicht Pro-Macken.

»Macken«, so meint sie, »sollten in einer Beziehung einfach jenseits von Bewertungen sein. Sie sind nicht gut und auch nicht schlecht, sondern einfach da.« Jeder habe bestimmte Eigenheiten, die sich aus seiner Biographie ergäben. Das Problem in unserer Gesellschaft sei nur, dass wir einige Eigenheiten als positiv bewerten und andere als negativ. Für Hebel sollte es in einer Beziehung nur darum gehen, sich mit den – wertfreien – Eigenarten des anderen zu arrangieren.

»Wichtig ist, dass man nicht von Vornherein alles ausmerzen will, was einen am anderen nervt und stört.« Sei der eine zum Beispiel zwanghaft ordentlich und der andere nicht, müsse man sich lediglich die Frage stellen: Wie leben wir damit?

Hm, so habe ich die Sache noch nicht betrachtet. Arrangieren statt ausradieren. Klar, den Partner als Paket sehen, mit den Macken des anderen tolerant umgehen, das klingt gut. Aber ich bin mir nicht ganz sicher, ob das wirklich funktioniert. Jede Toleranz ist ja irgendwann mal ausgereizt. Und in meinem Fall kann ich Martin sogar verstehen. Mich nerven meine Macken ja auch. Und unsere Strategie sah bislang nicht besonders gut aus: Der eine will Ordnung, der andere muss sie halten. Mich nervt ein Geräusch, er muss sich mein Gejammer anhören. Und ich weiß, wie sehr ihn meine Empfindlichkeit nervt, denn immer wenn ich mich aufrege, zerstört das natürlich auch den harmonischen Moment. Nur mal ein Beispiel: Für unseren ersten gemeinsamen Urlaub hatten wir ein einsames Häuschen im toskanischen Nirgendwo gemietet. Grillengezirpe, ansonsten absolute Stille. Bis ich an unserem Pool lag. In kurzen Intervallen hörte man zweimal hintereinander einen Knall. Ich muss zugeben: Sie kamen von irgendwoher, weit entfernt. Nur ich hörte sie wirklich. Martin hatte kein Ohr dafür. Trotzdem nötigte ich ihn dazu, an einem Sonntag auf dem deutschen Handy der Vermieterin dieses idyllischen Anwesens anzurufen, um herauszufinden, was das für ein Geräusch war, das seine Freundin nicht länger ertragen konnte. Wie sich herausstellte, lag nicht weit von unserem Häuschen ein Tontauben-Schießplatz. Und zu meinem Glück sollten dort nur am Wochenende ein paar Schützen üben. Während ich Brigitte Hebel davon erzähle, finde ich mich selbst so nervtötend wie einen Tinnitus. Und relativ schnell geht es in unserem Gespräch dann auch nicht mehr darum, ob ich mir für Martin die Macken abtrainieren sollte, sondern darum, dass ich Martin mit meinen Macken in Ruhe lassen muss.

»Ich würde ja am liebsten gar nichts sagen, aber ich kann mich einfach nicht im Zaum halten«, sage ich.

»Momentmomentmoment«, unterbricht mich Brigitte Hebel. »Das stimmt nicht. Jeder kann sich im Zaum halten.« Na, ich weiß nicht. »Nehmen wir mal an, Sie müssten 1000 Euro zahlen, jedes Mal, wenn Sie sich über Lärm oder Unordnung aufregen. Ich garantiere Ihnen: Sie würden es lassen. Zumindest würden Sie es nicht mehr zeigen.« Hebel lässt mir eine Pause zum Nachdenken. Und macht dann weiter: »Sie wollen sich nicht im Zaum halten. Sie haben immer die Wahl. Würden Sie da gerade in einem Jobinterview sitzen und den Job haben wollen, ich garantiere Ihnen: Sie würden es schaffen, das störende Geräusch in den Hintergrund zu schieben.« Wieder eine Grübel-Pause. Und natürlich weiß ich, dass sie recht hat.

Wenn man mal ehrlich ist, dann benutzen wir wohl niemanden so hemmungslos als Reinjammereimer wie den Partner. Ich habe eine spezielle Vorstellung, was Ordnung angeht – aber niemandem drücke ich diese so ungefiltert und penetrant auf wie Martin. Bei den Ans frage ich höflich, ob ich die Reißverschlüsse ihrer Reisetaschen schließen darf, Martin fordere ich auf, Stapel ordentlich zu sortieren. Ich weiß, dass das falsch ist. Trotzdem versuche ich, mir von Hebel eine Absolution zu holen.

»Aber wenn man mit jemandem lebt, und das 24 Stunden am Tag, dann würde man doch irgendwann platzen, wenn man sich in jeder Situation zusammenreißen müsste, oder?« Und sie lenkt zum Glück ein.

»Ich habe auch nicht gesagt, dass Sie sich zusammenreißen SOLLEN. Ich habe nur gesagt, dass Sie es KÖNNEN. Man darf das mal sagen, und der Partner darf dann aber auch genervt sein von dieser ewigen Geräuschempfindlichkeit, dieser kompromisslosen Ordnung.«

Kürzlich habe ich in einem Interview von dem Phänomen der positiven Illusion gelesen. Es beschreibt, wie Menschen am Anfang einer Beziehung gern aus Macken des neuen Partners eine Tugend machen. Zum Beispiel: Man kommt immer zu spät, und der Mann denkt: Hach, das ist ja so schön unangepasst, unkonventionell. (Ich weiß natürlich nicht, ob Martin das wirklich jemals toll fand, auf mich zu warten. Früher hat er sich aber zumindest nicht darüber beschwert.) Doch irgendwann verliert das Zuspätkommen seinen Charme – und auf den Partner zu warten, nervt einfach nur noch. Ob man die positive Illusion wohl wiederbeleben kann? Ist der Schritt zurück möglich?

»Ich glaube, ja«, meint Hebel. »Wenn man sich deutlich macht, dass man die Lässigkeit des anderen einmal toll fand. Aber das erfordert eine Menge Kopfarbeit.« Ob ich Martin dazu bewegen kann, meinen Macken einen gewissen Liebreiz abzuringen?

Am Anfang unserer Beziehung hat Martin mich zumindest immer gern mit dem Auto abgeholt und rumkutschiert. Den Nachbarn zu sagen, dass sie zu laut sind, hat er auch anstandslos gemacht.

»Ja, da hatte er noch die Illusion, dass er ihr Held sein kann. Aber irgendwann hat er gemerkt, dass er Sie mit seinem Heldentum nicht wirklich retten wird. Und das ist dann frustrierend«, sagt Hebel. Ach, Martin, mein frustrierter Held! Martin kann meine Macken nach all der Zeit also wohl nicht mehr heldenhaft ertragen. Und ich kann mein Unwohlsein beim Anblick von Unordnung oder beim Hören von schreienden Papageien nicht ständig für mich behalten. Also: Ich werde weiter versuchen, mich an Unordnung zu gewöhnen und mir Strategien überlegen, wie mich Lärm nicht mehr in den Wahnsinn treibt. Macken reduzieren statt eliminieren. Mein neuer Vorsatz. Egal, ob ich nun hochsensibel oder überempfindlich oder einfach nur unentspannt bin.

Frauen sind in der Regel ja geübt in Selbstoptimierung. Das fängt mit dem vermeintlich zu großen Hintern an, der durch Diäten und Bootcamps verkleinert wird, und hört beim stundenlangen Kampf gegen den Bad-Hair-Day noch längst nicht auf. Bereits mit dem Fläschchen scheint vielen Mädchen der Wunsch nach adrett und nett eingeflößt zu werden. Später soufflieren Mode- und Kosmetikbranche den Traum von Size Zero und ewiger Jugend. Zwar versucht die Industrie immer wieder, auch Männer an Cremetiegel heranzuführen, doch Augenbrauenzupfen wird wohl eine Domäne der Frauen bleiben. Also halten sie die Fassade so vor dem anderen Geschlecht aufrecht, dass dieser nicht dahinterschaut und sich womöglich noch erschreckt.

Fragt man Frauen nach ihren Macken, werden die meisten sich ertappt fühlen und eine Liste ihrer Marotten herunterbeten können. Fragt man hingegen einen Mann, wird er vermutlich erst mal überlegen müssen, wovon überhaupt die Rede ist. Er und Macken? Keine Ahnung. Kann sein, dass er welche hat, doch darüber machen sich die Herren meist keine großen Gedanken.

»Woran das wohl liegt?«, frage ich Brigitte Hebel. Frauen, so meint sie, würden sich mehr hinterfragen und stärker reflektieren als Männer. Und das liege daran, dass Frauen im Vergleich zu ihren männlichen Partnern in der Regel nicht nur mehr Freundschaften haben, sie pflegen diese auch besser und tauschen sich mit ihren Freundinnen regelmäßig aus – auch über ihre Marotten. Sie analysieren sich gegenseitig. Eine immerwährende Rückmeldung zur eigenen Person. Das gehe bei Mädchen schon im Kindergarten los, meint Hebel. Jungsfreundschaften hingegen bestünden mehr aus Aktion: Schwertkämpfe, Fahrradfahren, Fußballspielen. Da gibt man sich höchstens mal das Feedback: Du bist echt lahm auf dem Spielfeld. »Aber Macken, so stelle ich in meinem Praxisalltag immer wieder fest, haben beide Geschlechter gleich viele.«

Ob Martin auch Macken hat?

»Das müssen Sie doch wissen«, sagt Hebel. Nein, tatsächlich habe ich mir darüber noch gar keine Gedanken gemacht. Wir legen auf.

# DAS MACH ICH DIR WEG!

Natürlich will ich meine Macken auch nach dem Telefonat immer noch in den Griff bekommen. Egal, ob die Paartherapeutin meint, dass es keine schlechten Macken gibt – und man den Partner eben nehmen muss, wie er ist. Doch solange mich meine Marotten selbst nerven und ich mir selbst peinlich bin, weil ich Martin manchmal wie eine unselbständige, pedantische, hysterische Furie behandle, will ich mich wenigstens bessern. Ich muss meine Macken ja nicht gleich alle vollständig austreiben wie der Exorzist den Dämon aus einem besessenen Körper. Ein paar Marotten gehören zu mir, Rama-Frühstückswerbung, nein danke! Aber die Autofahrangst zum Beispiel, die muss einfach entfernt werden, wie ein entzündeter Blinddarm, den kein Mensch braucht. Auch mit meinem Versuch, pünktlicher zu werden, geht es voran. In den letzten Wochen habe ich mich fast nie verspätet, weil ich mir vor einem Treffen nun immer ausmale, wie meine Verabredung vor lauter Wut über mich Zuspätkommer grün anläuft wie der Hulk. Hat funktioniert. Ich bin selbst überrascht. Meinen Ordnungsfimmel und die Lärmempfindlichkeit will ich nun auch zumindest besser kontrollieren und sie – so gut es eben geht – für mich behalten. Mal schauen, ob ein Coach mir dabei weiterhelfen kann.

Annabelles Coach heißt Alexander Wagner. Seine Praxis ist in Charlottenburg, nicht weit vom Kurfürstendamm. Dort können wir uns treffen, doch vorher möchte Wagner telefonieren, ein Vorgespräch. Praktischerweise hat erst am Abend zuvor ein Mädchen aus dem Nebenhaus meine Überempfindlichkeit noch mal ganz frisch strapaziert. Ich habe also ein anschauliches Beispiel für meine erste von ihm zu behandelnde Macke sozusagen noch im Ohr.

»Wieso spielt ein Kind um 20 Uhr im Schlafanzug Blockflöte auf dem Balkon?«, frage ich mich – und ihn. Natürlich hätte ich einfach von meinem Balkon runter und wieder in die Wohnung gehen können, aber ich wollte einen der letzten Spätsommerabende unbedingt noch mal draußen verbringen. Das erzähle ich Wagner. Und auch wie nach fünf Minuten angestrengter Ignoranz der Ärger in mir hochstieg. Dann Aggression. Bis zur Resignation. Ich ging doch wieder rein. Aber der Ärger blieb – über das Mädchen und auch über mich. Die warme Jahreszeit ist ein Spießrutenlauf. Immer macht irgendwer irgendwo Lärm. Warum kann ich meine Ohren nicht einfach zuklappen wie meinen Laptop, wenn ich keine Lust mehr auf den ganzen Kram habe?

Nach 15 Minuten wagte ich mich erneut auf den Balkon. Sicherlich war das Mädchen inzwischen durch mit »Alle Vögel sind schon da«. War es aber nicht. Mein Magen zog sich zusammen. Ärger, Ärger, Ärger!

»Den würde ich gern loswerden«, sage ich Wagner.

»Okay«, meint er. Und klingt dabei so als würde er »Liter Milch« von der Einkaufsliste abhaken. Na, dann kann ich ja weitermachen: Denn auch bei Menschen, die mit dem Fuß wippen, mit dem Kugelschreiber klicken oder mit den Fingern auf dem Tisch trommeln, reagiere ich überempfindlich. Ein blinkender Schriftzug vor dem Fenster entzweite mich bereits von meinem Lieblings-Pilates-Center. Ich konnte mich einfach nicht konzentrieren, während kleine Lämpchen im Kioskfenster gegenüber das Wort »Open« in verschiedenen Farben tanzten. Ich mag mir selbst nicht dabei zuhören, wie ich das alles Wagner erzähle und bin gespannt, was er dem ganzen Wahnsinn entgegnen wird. Doch wieder kommt nur ein »Okay« durch den Telefonhörer. Abgehakt. Zu der ruhigen, aber nicht kraftlosen Stimme stelle ich mir einen Typen wie Kojak vor. Einen, der alles im Griff hat, aber keine große Sache daraus macht. Na, wenn das so ist, dann kann ich auch noch meinen Ordnungsfimmel anbringen. Die Angst vorm Autofahren und meine Unpünktlichkeit lasse ich allerdings aus. Das erscheint mir dann doch ein bisschen zu viel auf einmal. Außerdem denke ich, dass ich das inzwischen ganz gut im Griff habe.

Es sei egal, ob mich nun Unordnung, Geräusche oder wippende Füße aufregten, das alles, meint Wagner, könne er in einem Abwasch wegtherapieren.

»Mit Konfrontation?«, frage ich nach. Immerhin kenne ich mich damit inzwischen aus – zumindest theoretisch –, und wahrscheinlich funktioniert das Konfrontieren angeleitet besser als angelesen.

»Nein, da muss ich Sie enttäuschen«, antwortet Wagner. Schade, denke ich.

»Was haben Sie denn dann vor?«

»Ich arbeite nach Prinzipien der dritten Welle der Verhaltenstherapie, und die zentrale Schule meiner Arbeit nennt sich Akzeptanz- und Commitmenttherapie, kurz ACT. Zudem arbeite ich mit Modellen der Schematherapie.«

Dritte Welle? Schema-Modelle? ACT? Das klingt für

mich weniger nach Coaching als nach Quantenphysik. Wagner gibt sein Bestes, mir die Sache wenigstens ansatzweise zu erklären. Am Ende meine ich, Folgendes verstanden zu haben: Nachdem die klassische Verhaltenstherapie anfangs Probleme löste, indem falsches durch neu erlerntes Verhalten ersetzt wurde, kam in den sechziger und siebziger Jahren zunächst einmal die sogenannte »kognitive Wende«. Der Patient sollte nicht nur sein Verhalten, sondern auch sein Denken ändern. Nach dem Motto: Der Kopf ist eine Maschine, die wir nur anders einstellen müssen, damit sie die Dinge anders bewertet. Seit ein paar Jahren spricht man nun von der dritten Welle. Die kognitiven Methoden wurden erweitert, zum Beispiel durch Achtsamkeitsübungen oder buddhistische Meditationspraktiken, auch Werte und Lebensziele dürfen innerhalb der Therapie erörtert, die eigene emotionale und soziale Kompetenz hinterfragt werden. Man könnte sagen: Es geht nicht mehr nur allein um das Problem, sondern auch um die Person, die es hat.

»Was ich mache, ist für Kopfmenschen ganz prima. Häufig bekommt man sie mit einer einfachen Aufstellungsarbeit aus ihrer Komfortzone und in den Bereich, in dem Wachstum und Veränderung passiert«, sagt Alexander. Wenn ich jetzt noch wüsste, was eine *Aufstellungsarbeit* ist ... Doch ich werde ACT ja schon bald am eigenen Kopf erfahren.

»Ich denke, zwei oder drei Doppelstunden müssten reichen«, meint Wagner. »Einmal die Woche, dann sind Sie Ihre Probleme in drei Wochen los.« Klingt ziemlich überzeugt, der Mann. Einerseits finde ich das beruhigend: Wenigstens einer von uns sollte wissen, was er tut. Andererseits nimmt er den Mund ganz schön voll.

»Und was kostet das Coaching?«

»120 Euro für eine Einzelstunde.« Das macht dann für drei Doppelstunden ... 720 Euro! Dafür sollte Alexander Wagners Plan aber auch funktionieren. Wir verabreden einen Termin in drei Wochen.

Bis dahin will ich mich auf Frank Müller und seinen Angsthasen-Fahrstil konzentrieren. Danach bleiben mir noch sechs Wochen, bis Martin am Flughafen steht.

# ICH FAHR MIT DIR, WOHIN DU WILLST!

Nachdem ich die siebte Stunde mit Frank Müller hinter mir habe, weiß ich, wie meine Fahrangst tickt: Jedes Mal, wenn ich mich hinters Lenkrad setzen sollte, um mal wieder in eine neue Angstsituation hineinzufahren, steigerte sich meine Nervosität bis kurz vor Panik – die Panik vor der schnellen Autobahn, dem verschleiernden Regen, dem engen Parkhaus, der Dunkelheit, die alle Passanten und Fahrradfahrer verschluckt. Vor meiner ersten Fahrstunde nach Sonnenuntergang habe ich tatsächlich einen Termin beim Arzt gemacht. Nicht, weil ich kurz vorm Herzinfarkt stand, sondern weil ich ja der Meinung war: Wer nachts so schlecht sieht, der muss doch nachtblind sein. Der Experte meinte allerdings, dass acht von zehn Frauen das Gleiche behaupten würden. Ob ich nachtblind sei, könne er in seiner Praxis sowieso nicht überprüfen. Und selbst wenn: Es gebe kein Mittel dagegen. Damit schickte er mich wieder nach Hause. Da ist man also vielleicht nachtblind (und noch hochsensibel dazu) – und was hat man davon? Nichts. Ich befinde mich bei Dunkelheit im Auto weiterhin im Blindflug, weiß aber immerhin: Acht von zehn Frauen geht es angeblich genauso.

Hatte ich die Fahrstunden überstanden, war es ebenfalls immer wieder dasselbe: Kaum aus dem Auto raus, wollte ich am liebsten gleich wieder einsteigen, einmal um die Welt fahren, meine neu erlangte motorisierte Freiheit genießen, wie Thelma oder Louise durch staubige Weiten rasen. Ich musste mich jedes Mal zusammenreißen, nicht sofort Martin anzurufen und ins Telefon zu schreien: »Ich fahre! Ich hol dich ab!« Nach der fünften Stunde hörte ich zum ersten Mal eine Autowerbung im Radio und überlegte ernsthaft, ob es für mich nicht an der Zeit wäre, mir auch mal einen eigenen Wagen zuzulegen, den ersten meines Lebens. Kurzum: Meine Fahrbegeisterung wuchs, meine Angst schrumpfte.

Als es nach der sechsten Fahrstunde keine weitere Angstsituation zu meistern gab, war da auch keine Panik mehr. Ob das nun Müllers Verdienst war? Keine Ahnung. Ohne ihn habe ich mich bislang nur ein paar Mal getraut, fünf Minuten lang und mit zittrigen Knien um den Block zu kreisen. Geschadet hat seine Anwesenheit also nicht. Und auch wenn er und sein Büroteam wenig Organisationstalent besitzen und mich Müllers langsame Art Nerven gekostet hat: Dank ihm ist ein Auto für mich nicht mehr nur ein unkontrollierbares Mordinstrument, sondern kann auch eine Entschleunigungskapsel sein, in der ich zenartige Ruhe und Gelassenheit erlange. Denn Müller lehrte mich entspannungsfördernde Verzögerungstaktiken. Zum Beispiel beim Spurwechsel: Erst Blinker setzen, Ommm, dann in den Spiegel schauen, Ommm … Schulterblick, Ommm … und auch wenn dann hinter einem alles frei ist – noch mal bis zwei zählen, bevor man rüberzieht. Er unterrichtete mich im Manöveransagen (»Ich habe den Motor abgewürgt und starte ihn jetzt neu«). Und er überzeugte mich: Es gibt keinen Grund für Panikattacken am Steuer. Schafft man es vom Beschleunigungsstreifen nicht auf die Autobahn, weil einen keiner reinlässt, kann man auf dem Standstreifen weiterfahren und später einfädeln.

Würgt man mal den Motor ab, lässt man den Hintermann halt hupen. Und in ganz brenzligen Situationen gibt man kurzerhand den Schlüssel ab. So wie ein Fahrschüler, der Müller aus einem Ikea-Parkhaus um Hilfe angerufen hatte. Mit seinem Wagen – das ein oder andere Billyregal im Kofferraum – hatte er auf einer Rampe gestanden und nicht anfahren können. Hinter ihm hatte sich bereits eine Autoschlange gebildet. Müller hatte das wütende Hupkonzert am anderen Ende der Leitung gehört – und ruhig und beruhigend gesagt: »Bitten Sie einfach einen der Autofahrer hinter Ihnen, Sie rauszufahren.« Wenn man nun bedenkt, dass Männer dem Klischee nach nicht einmal gern nach dem Weg fragen … Doch tatsächlich, der Fahrschüler tat es – und wurde vom Hintermann gerettet.

Nun steht nur noch eine Stunde mit Frank Müller an, die achte, dann werde ich allein auf die Straße entlassen. Für unsere letzte Tour soll ich mit dem eigenen Auto in Neukölln fahren.

»Aber der Wagen steht doch in Mitte«, sage ich. »Wie soll ich den denn hierherbekommen?«

»Können Sie nicht mit Ihrem Freund herfahren?« Nein, kann ich nicht.

»Aber wieso fahren wir nicht mit dem Schulwagen zu mir und steigen dann um?«, schlage ich vor. Das will Müller auf keinen Fall. Warum nicht, behält er für sich. Er murmelt nur etwas von zu viel Verkehr in der Gegend, in der ich wohne.

»Dann üben Sie doch vorher mit einer Freundin«, schlägt Müller stattdessen vor. Eine Freundin sei dafür meist eh besser geeignet als der Freund. Zum einen gebe es so keine Macho-Kommentare. Ein Mann, der ständig

den optimalen Schaltzeitpunkt verkündet, ist kontrapro-
duktiv. Und zum anderen sei es für viele männliche Beifahrer schwer auszuhalten, wenn die Frau am Steuer ewig
hinter einem Radfahrer herschleiche. Also übe ich lieber
mit Annabelle. Denn wir sind auch noch Schwestern im
feigen Geiste. Sie traut sich ja auch nicht hinters Steuer.
Trotz Führerschein. All ihre Versuche, das zu ändern, sind
gescheitert. Selbst Stunden bei der »Fahrschule in der
Weiberwirtschaft«, einem lesbisch geführten Pendant zu
Müllers »Schaffen Wir«, haben Annabelle langfristig nicht
zur Autobezwingerin gemacht. Dabei predigen die rigo-
rosen Damen ähnliche Leitsätze wie der verständnisvolle
Müller: »Lass dich nicht stressen!«, »Du darfst die anderen
behindern!«, »Reg dich nicht auf, wenn du den Motor mal
abwürgst – du musst nur üben, üben, üben.« Am besten
an einem Sonntagmorgen, wenn die Straßen leer sind, war
ein Tipp der Weiberwirtschaftlerinnen. Annabelle hat sich
zweimal mit müden Augen um acht Uhr hinters Steuer
gequält – und dann gar nicht mehr.

Unser Ausflugsziel an einem späten Samstagnachmit-
tag ist ein Café am Stuttgarter Platz in Charlottenburg.
Und ich habe alle Vorbereitungen getroffen. Da ich mich
mit dem Navigationsgerät in Martins Auto nicht ausken-
ne, liegen jetzt Google-Maps-Ausdrucke neben mir auf
dem Schreibtisch, wo ich unseren Einsatz genau plane.
Für die Strecke sollten wir nicht länger als 30 Minuten
brauchen, inklusive Umwege, weil ich nicht über den
»Großen Stern« im Tiergarten fahren mag. Ich verstehe
einfach nicht, nach welchem System sich die Spuren um
die Siegessäule herumwickeln und wie man es schafft, am
Ende an der richtigen Ausfahrt herauszukommen. Also,
Karte: check! Um meine Parkplatz-Angst zu beruhigen,

gehe ich auf die Internetseite www.einparken.com, wo animierte Filmchen zeigen, wie man sein Auto perfekt in eine passende Lücke platziert – und wie man korrigiert, wenn es nicht klappt. Einparken: check! Außerdem habe ich vor ein paar Tagen ein »Anfänger«-Schild gekauft. Der Vorschlag kam von Frank Müller. Ich habe das etwas größere genommen, 45 statt 30 Zentimeter, und reflektierend. Wenn schon, dann richtig. Pöbelstopp: check!

Wie aufs Stichwort wird kurz bevor ich das Haus verlasse, noch die Meldung »A46 bei Meschede: Fünf Tote bei Unfall durch Geisterfahrer« im Radio gebracht. Vergeht eigentlich kein Tag, an dem nichts Derartiges passiert? Als Annabelle klingelt, um mich abzuholen, liegt mein Panikgefühl auf einer Skala von eins bis zehn bei einer acht – und ich würde mich als Verkehrsrisiko einstufen. Doch immerhin: Annabelle ist bestens ausgestattet (mit eigenem Stadtplan), hoch motiviert (»Los geht's!«) und fürsorglich (»Klar, lassen wir das Radio aus. Du musst doch den Motor hören«). Die perfekte Begleitung, mit Fahrlehrer-Ausstrahlung und so viel Verständnis in der Stimme wie Jogi Löw, wenn er versucht, zu erklären, warum seine Jungs so unglücklich verloren haben. Annabelle weist mich unaufgefordert darauf hin, wenn »frei« ist, warnt, dass noch ein Radfahrer angerast kommt, sagt kilometerweit voraus, wann wir abbiegen müssen.

Ich glaube, sie hat auch Angst.

Nach einer halben Stunde sind wir am Ziel und gleiten vorwärts in eine riesige Parklücke. Beim Aussteigen fühlen wir uns wie zwei, die das Leben im Griff haben. Die keiner davon aufhalten kann, auch mal am anderen Ende der Stadt ein Stück Kuchen zu essen. Ich suche auf dem Autoschlüssel gerade noch etwas hilflos den Knopf zum Verriegeln der Türen, da ruft jemand von der anderen Straßenseite.

»Hey! Was treibt dich denn hierher?« Es ist Volker, ein Freund von Martin.

»Kleiner Ausflug«, sage ich und versuche möglichst lässig zu winken.

»Kaum ist der Mann mal weg, machst du Spritztouren«, ruft er zurück, lacht, winkt zurück und geht weiter. Nach unserer Belohnung, bestehend aus Apfelkuchen und Kaffee, geht es wieder nach Hause. Wir parken zwar so weit entfernt von meiner Wohnung, dass ich uns eigentlich ein Taxi rufen sollte, das uns zur Haustür bringt. Doch immerhin mussten wir niemanden um Einpark-Hilfe bitten.

Euphorisch und noch ein bisschen zittrig springe ich die Treppen nach oben. Auf jedem Absatz freue ich mich über Matten, die gerade liegen und kicke die anderen mit dem Fuß so elegant zurecht, als würde ich einen Ball ins obere Eck des Tores zimmern. Auf einem Stockwerk will ich die Matten lassen, wie sie sind.

»Stopp!«, rufe ich so laut, dass ein »Opp« durch den Hausflur hallt. Na, klappt doch. Was für ein Tag!

In der Wohnung angekommen, schreibe ich noch eine Mail an Müller: Ich bin bereit, die Sache zu Ende zu bringen.

# LOTUSSITZ UND LIPPENSTIFT

Ein paar Tage später bin ich mit Katja verabredet. Katja ist eine alte Kollegin, wobei alt sich nicht auf ihr Geburtsdatum bezieht. Wir haben vor Jahren zusammen bei einem Frauenmagazin gearbeitet. Unsere Redaktion hätte eine hervorragende Sitcom abgegeben: Fast ausschließlich Frauen – und die auch noch alle Single. Da kam mittags jedes Sex-and-the-City-Thema auf den Kantinentisch: Männersuche, Figursuche – und auch Sinnsuche. Ich erinnere mich, dass Katja damals mit Meditation angefangen hat. Und uns am liebsten alle dazu bekehrt hätte. Es wäre einfach so befreiend, hat sie geschworen, als hätte sie die Erleuchtung bereits nach zweimal Probeschneidersitzen gehabt. Das klang nicht überzeugend, sondern nach Sekte.

Dazu muss man sagen, dass Meditation damals noch nicht in jedem Apothekenmagazin als Burn-out-Bremse und Entspannungs-Beschleuniger bejubelt wurde. Aber auch in Zeiten, wo mich selbst in italienischen Restaurants steinerne Buddhas begrüßen und der Dalai Lama bei den Simpsons auftritt, habe ich bislang keine Affinität zu Klangschalen und Räucherstäbchen gehabt. Doch als möglicherweise hochsensible Person, und mit dem Rat von Dr. Michael Jack im Hinterkopf ist mein Interesse an dieser Praktik schlagartig gestiegen. Das Treffen mit Katja ist also ein Treffen mit Hintergedanken.

Katja wohnt in Hamburg und ist nur eine Woche zu Besuch in der Hauptstadt. Was bedeutet: Sie hetzt zwischen beruflicher und privater Kontaktpflege hin und her. Es ist also nicht verwunderlich, dass sie noch nicht da ist, als ich durch die Tür des Restaurants komme, in dem wir verabredet sind. Ich setze mich an einen der gedrängt nebeneinanderstehenden Tische. Und warte. Wenn ich so genau darüber nachdenke, ist das hier das erste Mal, dass ich bei einer Verabredung so viel zu früh bin, dass ich richtig lange warten muss. Und wie ist das so? Ungewohnt. Und überraschend. Überraschend unentspannt, überraschend unüberlegen. Ich dachte, als Erster fühle man sich wie der Igel, der vor dem Hasen am Ziel ist. Pustekuchen.

Ich habe nicht einmal etwas zu lesen dabei. Und der Empfang ist zu schlecht, um auf meinem iPhone Facebook zu durchstöbern oder im Internet zu surfen, auf der zeitschindenden Suche nach Informationen wie »Wann geht eigentlich morgen die Sonne unter?« oder »Wie spät ist es gerade in Australien?« oder »Wann geht dort eigentlich die Sonne unter«, was ich tun würde, wenn ich könnte. Wie blöd, hier so untätig rumzusitzen, nachdem man sich selbst so beeilt hat. Zu spät kommen ist einfach nicht nett. Nie wieder werde ich das jemandem antun.

Wäre es unhöflich, jetzt schon etwas zu trinken zu bestellen? Wohl nicht so unhöflich wie zu spät zu kommen. Na gut, sind erst vier Minuten. Das Restaurant ist ganz schön voll. Neben mir, ebenfalls an einem kleinen Tisch, sitzen zwei Männer, beide Ende 30, würde ich schätzen. Mit dem einen (gealtert in Prenzlauer-Berg-Manier: graue Schläfen, Nerd-Brille, Turnschuhe) teile ich mir die Bank am Fenster, er hat die Beine übergeschlagen. Mit dem Fuß, der in der Luft hängt, wackelt er. Unaufhörlich. Schnell und hektisch wie ein Zitteraal. Na, herrlich. Es wird Zeit, dass der Coach sich darum kümmert – oder ich mir mein Nervzentrum wegmeditiert habe. Solange versuche ich nicht hinzusehen. Und mache es doch. Wackelfuß! Was ist nur los mit dem Mann? Ob er wohl nervös ist? Das muss doch anstrengend sein? Ich würde ihn zu gern darauf ansprechen. Traue mich aber nicht. Was würde das für eine Stimmung verbreiten? Also nonverbal: Ich starre so auffällig und angewidert auf seinen Fuß wie auf eine riesige Kakerlake, die vor mir hockt. Das muss ihm doch auffallen. Nein, der Mann macht unbeeindruckt weiter. Ich schaue mich um. Den Tisch wechseln geht nicht. Alles voll. Hoffentlich sind die beiden bald fertig und gehen weiter in die nächste Bar. Jetzt hätte ich gern ein Bordrestaurant, in das ich fliehen könnte. So muss ich warten, bis Katja kommt und mich hoffentlich vom Zitteraal ablenkt.

Wäre ich doch bloß später gekommen. Dabei habe ich meine Pünktlichkeit extra weiter perfektioniert. So gehen die Uhren an meinem Rechner und in der Küche inzwischen zehn Minuten vor. Natürlich weiß ich, dass die angezeigte Zeit nicht korrekt ist. Aber ich rede mir inzwischen ein, die zehn Minuten für Zugverspätungen, platte Reifen, Staus dringend zu brauchen – und nicht wie bislang dafür, noch schnell ein paar Dinge zu erledigen. Schnell noch einen Text fertig schreiben, schnell eine Mail rausschicken – oder schnell ein paar Sachen geraderücken. Für meine symmetrischen Ordnungsanfälle brauche ich allerdings eh schon nicht mehr so lange wie früher. Ich glaube, ich habe mich besser im Griff. Stopp sagen hilft. Außerdem versuche ich meine To-Do-Listen kürzer zu halten. Was da immer alles drauf stand, konnte eh kein Mensch innerhalb von 24 Stunden schaffen. Ich nehme an, Katja hat heute genau dieses Problem: Zu viele Termine für zu wenig Zeit.

Nach zehn Minuten kommt der Kellner.

»Kann ich Ihnen vielleicht schon etwas zu trinken bringen?« Jetzt fühle ich mich erst recht wie bestellt und nicht abgeholt. Was soll's, ich brauche etwas, an dem ich mich festhalten kann.

»Ich nehme schon mal den weißen Hauswein.« Als der Kellner mit dem Glas zurückkommt, eilt Katja durch die Tür. Sie setzt ihre Abgehetztheit gut in Szene: Zunächst ein betretenes Lächeln, die Augenbrauen hochgezogen, der Kopf schwankt hin und her, als würde er auf einer Spirale sitzen, dazu formt sie mit den Lippen lautlos »Uiuiui, bin ich spät« oder so ähnlich. Dann ein Erklärungsversuch.

»O Mann, ich bin einfach nicht aus dem Gespräch rausgekommen.« So etwas klingt immer gut – und wichtig. Und Katja hat noch mehr Text parat: »Eigentlich wollte ich ja vorher noch ins Hotel und mich umziehen. Das habe ich gar nicht mehr geschafft.« Will sagen: Man hat es selbst auch nicht leicht mit seiner Zeitnot. »Und dann habe ich mich mit den Straßenbahnlinien vertan.« Also, daraus kann man ihr nun wirklich keinen Vorwurf mehr machen.

Dieses bekennende Rumgeeiere ist mir sehr vertraut. Habe ich jahrelang selbst praktiziert. Ich erkenne also dankend an, dass Katja sich immerhin die Mühe gemacht hat, sich auf dem Weg hierher ein paar Ausreden einfallen zu lassen. Es soll ja auch Leute geben, die ihre fünfzehnminütige Verspätung unkommentiert stehen lassen. Einfach so. Nach dem Motto: Ist doch toll, dass ich mich überhaupt mit dir treffe. Snobs. Die leichteren Fälle schicken wenigstens noch eine SMS, wobei das wenig hilft, wenn man eh schon auf dem Weg zur Verabredung ist.

Seitdem ich mich mit dem Problem des Zuspätkommens analytisch-therapeutisch beschäftige, würde ich Menschen, die nie pünktlich sind, in drei Kategorien unterteilen. Die, die sich wichtiger und interessanter machen wollen als die Person, die sie treffen: »Ich habe es doch nicht nötig, rechtzeitig zu erscheinen. Menschen reißen sich quasi um meine Gegenwart.« Dann die, die es schick finden, unpünktlich zu sein: Nur Biedermeier, Buchhalter und Menschen, die nichts Besseres zu tun haben, sind pünktlich. Katja gehört weder zur Trödel-Boheme, noch ist sie eine Unpünktlichkeitsdiva, sondern fällt – wie ich – in die bereits erwähnte dritte Kategorie, die der Terminkalender-Gehetzten. Ich werde ihr also keinen Vorwurf machen. Frisch geläutert sofort zum radikalen Ankläger werden, das überlasse ich den Nichtrauchern.

Ich springe auf und strecke ihr freudig die Arme entgegen. Sie schaut mich immer noch an, wie ein Hund der Angst hat, eins mit der zusammengerollten Zeitung auf den Hintern zu bekommen. Dann wollen wir sie mal erlösen.

»Kein Problem, ich wollte eh noch was lesen«, lüge ich. »Ich setz mich noch mal um, wenn das okay ist.« Ich wechsele auf die andere Tischseite, um den Wackelfuß aus meinem Blickfeld zu bekommen. »Ich mag doch lieber auf den Stuhl«, erfinde ich weiter – und weiß: Sie, die mich hier hat warten lassen, wird erleichtert sein, mir einen Gefallen tun zu können. Und tatsächlich sagt Katja: »Ja, na klar, gern. Kein Problem.« Ein Vorteil, wenn man pünktlicher ist als der andere. Man hat erst mal einen gut.

Nachdem wir uns gegenseitig versichert haben, seit

unserem letzten Treffen keinen Tag gealtert zu sein, der Tratsch über Bekannte ausgetauscht und die Bestellung aufgegeben ist, erzählt Katja von ihrer letzten Reise. Sie liebt so ziemlich alles an Ländern, die südlich von Russland und östlich von Pakistan und Kasachstan liegen. Die zurückhaltenden Menschen, die bunten Farben, die exotischen Gerüche, das scharfe Essen, die beeindruckenden Tempel und Paläste. Zuletzt war sie in Nepal. Sie schwärmt also von Hippies, Hanf, Himalaja – und einem wahnsinnigen Rundflug über die Berge: »Ich habe die ganzen Achttausender und natürlich auch den Everest gesehen. Da stirbt man fast vor Glück.«

Katjas Augen strahlen. Sie haben das gleiche dunkle Grün wie ihre Bluse. Die Figur steckt in einem schmalen Rock, dazu Stiefel und Lippenstift. So sieht doch keine Frau aus, die mit einem Sherpa auf Berge klettert oder im Lotussitz Mantras murmelt. Es muss zwei Katjas geben. Die abenteuerliche, spirituelle. Und die bodenständige, professionelle. Von mir gibt es nur eine Version. Brauche ich auch eine zweite?

Kommen wir also zum Thema. Asien, Gebetsfahnen, Glück sind eine sehr gute Überleitung zu meinem Hintergedanken.

»Meditierst du eigentlich noch?«, frage ich sie.

»Ja, klar.« Der Kellner stellt ein vegetarisches Pilzrisotto für Katja und Spaghetti bolognese für mich auf den Tisch. »Warum fragst du?«

»Ach, ich überlege, ob ich das auch mal ausprobieren soll ...« Ich sage das so, als wäre mir die Idee gerade spontan beim Aufdrehen der Nudeln gekommen. Ich will jetzt nicht die ganze Geschichte von Martins Ultimatum erzählen. Katja schaut mich skeptisch an. Zu Recht. Sie wird nicht vergessen haben, dass ich Meditation für so versponnen gehalten habe wie Außerirdische, die über dem Alex kreisen. Also lieber schnell weiterfragen: »Wie bist du denn dazu gekommen?«

»Ach, ich mach das ja schon so lange. Angefangen habe ich wegen meiner Rückenschmerzen.«

»Die kann man wegmeditieren?«

»Nein, aber so bin ich zum Yoga gekommen, und irgendwann habe ich gemerkt, dass mir Yoga in den Momenten am besten gefällt, in denen man sich auf die Atmung konzentriert oder fast tranceartig die immer gleichen Bewegungen wiederholt.« Sie schließt die Augen und atmet ganz tief ein. Der Kellner schaut verwirrt und stellt uns lieber kommentarlos den Parmesan auf den Tisch. »Und als ich mir dann einen Ort zum Meditieren suchen wollte, hat mich eine Freundin in ein buddhistisches Zentrum mitgenommen«, sagt Katja und öffnet die Augen wieder.

»Was macht man denn während so einer Meditation genau?«

»Das kommt ganz darauf an, was für eine Meditation das ist. Es gibt ja unzählige Formen. Man kann sich auf seinen Atem konzentrieren, auf ein Mantra, ein Bild, ein Thema, das man dir vorgibt, oder auf nichts. Für manche Meditationen braucht man einen ruhigen Ort, andere funktionieren sozusagen ›to go‹.«

»To go? Wie soll das den gehen?«

»Na, wenn du zum Beispiel im Supermarkt an der Kasse stehst, dann kannst du dich doch auf deinen Atem konzentrieren. Wenn die Zen-Buddhisten gemeinsam über Tage hinweg meditieren, dann wird selbst der Abwasch in großer Geistesgegenwart verrichtet, Teller und Tassen werden ganz im Hier und Jetzt gesäubert. Es gibt aber auch die aktiven Formen. Bei denen schreit man, hüpft oder singt. Gehst du gern spazieren?«

»Manchmal«, sage ich und ahne, worauf die Frage hinaus läuft.

»Dann ist eine Gehmeditation vielleicht etwas für dich.« Hm, das klingt angenehm unaufgeregt. Gefällt mir.

»Und was soll mir Meditation bringen?«

»Gelassenheit«, sagt Katja knapp und lächelt so, als wüsste sie, wovon sie spreche. Ich nicht.

»Gelassenheit ist ein ganz schön großes Wort. Geht es nicht auch ein bisschen kleiner?« Katja versucht es.

»Also, beim Meditieren kann ich meine Gedanken fokussieren und fühle mich danach frisch, wach und mit der Welt im Reinen. Oder anders: Danach ist mein Kopf einfach leer, angenehm leer.«

»Das Ziel ist also ein leerer Kopf?«

»Das Ziel ist es, das Ich zu überwinden. An den Punkt zu kommen, an dem man eins ist mit dem Universum.« Jetzt klingt sie wieder so, als würde sie sich gleich eine orangefarbene Kutte überwerfen.

»Und was habe ich davon, eins mit dem Universum zu sein?«, frage ich und hoffe im Nachhinein, nicht zu patzig geklungen zu haben. Doch Katja stellt ihre Gelassenheit zur Schau.

»Was du davon hast? Ach, nur unglaublichen Frieden. Das macht dich echt stark.«

»Aber irgendwann muss ich doch eh wieder denken.« Katja lacht.

»Ja, aber das Gefühl hält an.« Es gehe um Achtsamkeit, erklärt sie. Man lerne, seine Aufmerksamkeit ganz auf das Hier und Jetzt zu lenken und Gedanken, Empfindungen oder Gefühle zwar wahrzunehmen, sie aber nicht weiterzudenken oder zu bewerten. Das wäre für mein Projekt doch genau das Richtige. Ich würde dann also den Wackelfuß bemerken, mich aber nicht darüber aufregen, sondern ihm *ganz gelassen* zuschauen. Ach ja, der Fuß. Ich blicke zum Nachbartisch. Die beiden Männer sind weg. Zum Glück.

Ich will auch Gelassenheit. Doch wie stelle ich das an?

»Bist du noch in deinem buddhistischen Zentrum?«, frage ich deshalb.

»Nein, ich meditiere nur noch zu Hause. Immer wenn ich Zeit habe«, antwortet Katja und macht sich über den Rest ihres Risottos her. »Warum willst du denn überhaupt meditieren?«, fragt sie kauend.

»Ich versuche gerade ein bisschen entspannter zu werden.«

»O ja, das wäre nicht schlecht«, sagt sie und lacht. Und ich frage mich, warum. »Warum lachst du?«

»Ich musste gerade daran denken, wie du dich immer aufgeregt hast, wenn mal wieder ein Hund vor unserem Büro losgebellt hat.« Dazu muss man wissen, dass unsere Redaktion genau gegenüber vom Arbeitsamt lag. Immer am Monatsanfang banden arbeitslose Hundehalter ihre Lieblinge davor fest, um für Stunden im Gebäude zu verschwinden. Zum Leidwesen der Kläffer, die todunglücklich eine Bell-Ballade anstimmten.

»Herrlich, wie du vor lauter Ärger darüber fast in deine Schreibtischplatte gebissen hättest. Man konnte genau sehen, wie es in dir gebrodelt hat. Und weißt du noch, wie wir einmal sogar eine Wurst besorgt haben, damit der Hund Ruhe gibt – und du auch?« Katja grinst. Ich muss an Martin denken.

»Mein Freund findet meine Überempfindlichkeit nicht mehr so amüsant. Sie nervt ihn. Und dann noch mein Ordnungswahn und meine Unpünktlichkeit.«

»Ach komm, so schlimm bist du doch gar nicht. Immerhin warst du heute doch pünktlich.« Sie nimmt einen großen Schluck Wein und scheint nachzudenken.

»Wobei dein Schreibtisch schon fast krankhaft aufgeräumt war.« Krankhaft?! Ha, da sollte Katja erst mal die Selbsthilfegruppe und ihre Zwängler kennenlernen. Die Gute hat ja keine Ahnung. Aber hoffentlich ein paar praktische Tipps für mich.

»In was für ein Meditationszentrum soll ich denn mal gehen?«, frage ich. Mir Meditationswissen im stillen Kämmerlein mit einem Buch oder einer Hör-CD selbst beizubringen, das schaffe ich nicht. Ich weiß, wovon ich rede: Den Zwangsstörungsratgeber habe ich zwar gelesen, aber mit dem praktischen Übungsteil bin ich nicht weit gekommen. Dafür fehlt mir die Selbstdisziplin.

»Ich würde schauen, was es für Meditationszentren in deiner Nähe gibt. Und dann ein paar davon ausprobieren. Du wirst schon merken, welches das richtige für dich ist«, meint Katja.

Na ja, ich habe nicht mehr ewig Zeit. Aber das weiß sie natürlich nicht.

# MITGEFÜHL MIT VÖGELN

Es ist nicht so, dass ich Katja nicht vertraue. Ich habe prinzipiell auch nichts gegen ein wenig Spiritualität im Leben. Aber: Ich bin ein Kopfmensch. Das haben mir die vergangenen Wochen noch einmal ganz klar gemacht. Ich will Belege. Wieder zu Hause suche ich danach im Internet. Was hat die Wissenschaft zum Thema Meditation zu sagen? Nur Gutes. Tatsächlich scheint die zeitweise Leere im Kopf eine Allzweckwaffe gegen einfach alles zu sein. »Ähnlich vielseitig wie ein Breitbandantibiotikum«, meint einer der bekanntesten Meditationsforscher Deutschlands, der Neurowissenschaftler Ulrich Ott. Und Studien belegen tatsächlich, dass Meditation den Blutdruck senkt, Schmerzen lindert, das Immunsystem stärkt. Wer in der Selbstversenkung abtaucht wie ein U-Boot, lockert seine Muskulatur, beruhigt Herz und Atem, schützt sich vor Burnout und Depression. Es hilft bei Schlaflosigkeit und soll sogar geistig länger fit halten. Als man zum Beispiel die Hirnaktivität meditierender Buddhisten untersuchte, fand man heraus, dass, wenn man dem Kopf eine Pause gönnt, der für die Konzentrationsfähigkeit zuständige Bereich des Gehirns besonders aktiv ist. Kaum noch durchblutet wird hingegen das sogenannte Orientierungsfeld, das für die eigene Wahrnehmung im Raum sorgt. Daher also das Gefühl, eins mit dem Universum – oder auch mit der Welt im Reinen – zu sein, wie Katja gesagt hat.

Das alles klingt sehr überzeugend. So dass man sich fast schon wundert, warum wir nicht schon längst alle den ganzen Tag im Lotussitz verbringen. Doch mir geht es ja vor allem um die Gedanken, die, wie Katja gesagt hat, bei der Meditation unbewertet vorbeiziehen. Mir geht es um diese Gelassenheit. Was weiß die Wissenschaft? In seinem Buch »Meditation für Skeptiker« schreibt Ulrich Ott: »Meditation trainiert unter anderem Funktionen des orbitofrontalen Kortex im Gehirn.« Dieser Bereich sei an der Emotionsregulation beteiligt, insbesondere am Neuerlernen der Reaktionen auf unangenehme, reflexartige Reize. Bingo! Unangenehmer Reiz: Bässe aus dem Kopfhörer eines anderen. Neuerlernte Reaktion: Gelassenheit. Unangenehmer Reiz: Papagei. Neuerlernte Reaktion: Mir doch egal. Vielleicht zucke ich am Ende sogar beim Anblick meines Horrorstapels nicht mal mehr mit der Wimper. Wie praktisch. Das wäre dann ein Mittel gegen zwei Macken, den Ordnungsfimmel und die Überempfindlichkeit zugleich.

Und relativ schnell geht das Ganze anscheinend auch noch: Schon nach einigen Wochen regelmäßiger Meditation kann sich das Gehirn verändern. Im Bereich, der mit Stresserleben und Angst zusammenhängt, nimmt die Dichte der grauen Zellen ab, lese ich. In den Strukturen, die helfen mit Emotionen umzugehen und wohlüberlegt Entscheidungen zu treffen, wachse dagegen das Gehirn, so Experte Ott. Martin kommt in sechs Wochen zurück. Na dann mal los!

Aber womit fange ich an?

»Es gibt so viele Meditationsformen, dass es manchmal schwierig ist, die Methoden zu vergleichen«, sagt Ott. Wie recht er hat, merke ich, als ich »Meditation«

und »Berlin« googele. Da gibt es unter anderem Chakra-, Kundalini-, Vipassana-Meditation, eine »Anleitungen aus dem Pali-Kanon« wird angeboten, oder man kann sich »auf das dritte Auge« konzentrieren, um »die inneren Bereiche tönenden Lichts zu erforschen«. Da ich das alles nicht verstehen werde, ohne vorher ein Jahr im Ashram verbracht zu haben, gehe ich die Sache praktisch an. Zum einen darf das Meditationszentrum nicht zu weit weg von Büro und Haustür sein. Sonst fahre ich da eh nicht hin. Das kennt jeder, der sich schon mal in einem Fitnesscenter angemeldet hat, das er nicht innerhalb von fünf Minuten erreichen konnte. Zum anderen darf ich beim Anblick der Website kein Sektengefühl bekommen. Am sympathischsten ist mir die Aufmachung eines Meditationszentrums, das sich »ein Zentrum für modernen Buddhismus« nennt. Auf der Homepage begrüßen mich keine unscharfen, gelbstichigen Gruppenfotos, keine langhaarigen, langbärtigen Männer, keine Filmchen, in denen Menschen in Zeitlupe über eine Wiese schreiten, so, als hätten sie Angst auf ein Gänseblümchen zu treten, sondern es ist ein Panoramablick auf den Berliner Fernsehturm zu sehen, eingebaut in ein schnörkelloses Layout. Und man kann sich kostenlos ein eBook herunterladen. Alte Lehre frisch aufbereitet. Denen schicke ich eine Mail. Eine Frau namens Maya lädt mich zu einem Vortrags- und Meditationsabend ein.

Das Zentrum liegt in einem Hinterhof im Erdgeschoss und besteht aus nur einem Raum mit Toilette. An der hinteren Wand steht eine Art Altar – ein Tisch mit acht aufgereihten Buddhafiguren, davor Plastikklappstühle. Ich lasse meine Stiefel im Hausflur stehen, wo schon ein kleiner Schuhberg liegt. Zwei Frauen und ein Mann haben links vor dem Tisch-Altar Platz genommen, ich setze mich auf die rechte Seite, wo neben einer Frau – sie könnte in einer Agentur oder bei der Bank arbeiten – eine grauhaarige Dame im orangefarbenem Gewand schweigt. Sie scheint zum Zentrum zu gehören. Durch meine Socken spüre ich den kalten Boden. Mein Sitznachbar reicht mir ein dickes, rundes Kissen. Würde ich es mir unter den Pullover schieben, wäre es eine prima Schwangerschaftsbauch-Attrappe. Das muss ein Meditationskissen sein, überlege ich. Doch der Mann sagt: »Für die Füße, damit sie nicht frieren.« Wie nett.

Maya hatte geschrieben, das Zentrum sei noch im Aufbau. Vielleicht ist dies nur ein Provisorium. Es ist wirklich ziemlich kühl hier drin. Ein Mann in brauner Cordhose und mit kurz rasierten Haaren scheint die Hauptperson an diesem Abend zu sein. Er setzt sich im Schneidersitz auf ein Podest, eine kleine, flache Kiste, neben dem Altar, und begrüßt uns. Er vertrete heute einen buddhistischen Mönch, der sonst unterrichte. Dann beginnt unser Vertretungslehrer zu erzählen. Zunächst einmal über den spirituellen Pfad, der einen neuen Blick auf das Leben ermögliche, das vielleicht nicht mehr, wie er sagt »so richtig kickt, weil es ausleiert«. Er sei 43 Jahre alt, gehe auch »auf Arbeit«, doch als spiritueller Mensch kenne er keine Sinnkrise.

»Jeden Tag muss ich meinen Geist weiter bearbeiten.« Dieser Abend könne auch für uns ein Anstoß sein, eine ganz neue Sicht zu bekommen. Eigentlich mag ich mein Leben.

»Glücklich oder unglücklich sein: Wo kommt das her?«, fragt der Buddhist, der ein Meister der rhetorischen Frage ist. Glück sei ein angenehmes Gefühl, das nichts mit arm oder reich zu tun hat. »Mal drüber nachdenken«, schlägt er vor. Das wusste ich aber auch schon von meiner jahrelangen Frauenzeitschriftenlektüre. Man müsse die Dinge tun, die einen Geist friedvoll und ruhig machen. Gedanken, die sprudeln, machten uns unruhig. Den Strom der Gedanken sollen wir stoppen – oder wenigstens in eine richtige Richtung lenken. Ich möchte ihm widersprechen: Sind sprudelnde Gedanken nicht eigentlich etwas Positives? Doch dann geht es los.

»Jetzt machen wir eine kleine Entspannungsmeditation.« Dafür nimmt der Buddhist seine Armbanduhr ab und legt sie vor die gekreuzten Beine. »Wir schließen die Augen und atmen tief ein. Wir sind der Ozean und unsere Gedanken steigen auf wie Luftblasen.« Ich schließe meine Augen. Dann: nichts. Ich blinzle: Die anderen sechs im Raum haben die Augen geschlossen. Ich schließe meine auch wieder. Der Mann neben mir muss mehrfach aufstoßen. Bäuche grummeln. Ich habe kalte Füße, trotz Kissen. Wie lange wir wohl nun hier sitzen müssen? Schlafen könnte ich jetzt gut. Aber schlafen sorgt wohl nicht für mehr graue Gehirnmasse. Warum ist die eigentlich grau? Ob es wohl genauso langweilig ist, wenn man tot ist? Soooo langweilig? Eine furchtbare Vorstellung. Ich mache die Augen wieder auf. Hm, die anderen sehen recht entspannt aus. Ich muss auch ruhig werden. Augen wieder zu.

Nach einer gefühlten Ewigkeit sagt unser Meditationsvorsitzer: »So. Das war ein erster Einblick«, und wirkt dabei so frisch und erholt, wie ich es jetzt gern wäre. Ich bin einfach nicht gemacht für langes, stilles Sitzen. Und dann auch noch auf ungemütlichen Klappstühlen. Sollten wir nicht eigentlich im Schneidersitz auf diesen Meditationskissen hocken, statt unsere Füße damit zu wärmen?

»Diese Übung könnt ihr auch allein zu Hause machen«, sagt der Buddhist. »Dafür muss man kein gelernter Yogi sein.« Da hat er recht.

Dann nimmt er seinen Faden wieder auf. Der Geist sei die Quelle für unser Glück – und für unser Unglück. Keine negativen Gefühle soll man bei Problemen, die lösbar sind, aufkommen lassen. Denn die soll man einfach lösen. Und wenn man die Probleme nicht lösen kann, dann braucht man auch keine negativen Gefühle haben. Denn man kann eh nichts machen. Ja, so einfach sollte das Leben sein. Bei einem Bekannten von ihm sei Krebs diagnostiziert worden.

»So etwas kann man nur mit einem friedlichen Geist durchstehen.« Ein anderer hat Selbstmord begangen. »Der Geist war nicht, wie er sein sollte.« Ich hatte gelesen, dass Meditation für eine klare Sicht auf die Dinge sorgt. Hier scheint das der Fall zu sein.

Weiter geht es mit Verständnis, Erkenntnis, Erinnerung. Ein nicht enden wollender Monolog – für den meine Aufmerksamkeitsspanne nicht reicht. Ich schaue mir den Altar vor mir genauer an. Darauf ist alles ordentlich und aufgeräumt. Vor den nebeneinander angeordneten Buddhas stehen in regelmäßigen Abständen Süßigkeiten und Marmeladengläser. Ob das Opfergaben sind? Neben einer großen goldenen Buddhafigur liegt ein organgefarbenes Tuch, es ist exakt auf Kante gefaltet. Entspannend schön.

Ich werde erst wieder hellhörig, als der Buddhist eine weitere rhetorische Frage stellt, die sich um mein Problem und Ulrich Otts Studien dreht.

»Was kann ich machen, wenn die Wut hochkommt?« Seine Antwort: »Gefühle und Gedanken sind kein Schicksal.« Wir könnten sie selbst lenken. Buddhas hätten ihren Geist erkannt und die volle Kontrolle über ihn. »Einem Buddha geht es immer gut, er ist immer gut drauf, denn er hat einen friedvollen Geist.« Als Protagonist für eine packende Fernsehserie taugt er so wohl nicht, denke ich. »Gute Zeiten, gute Zeiten.« Und mich beschleicht ein schlechtes Gefühl. Wo kämen wir hin, wenn am Ende die ganze Welt meditierte? The walking dead auf dem spirituellen Pfad. Nichts gegen den Dalai Lama. Aber immer nur lächeln und entspannt sein, nie ein Wutausbruch. Harmonieeee! Immer und überall. Wäre ich ohne meine Hektik, meine anstrengenden Momente überhaupt noch ich?

Die zweite Meditationsrunde beginnt: Ich spüre kalte Füße, Hustenreiz – und vor uns liegen auch noch die Gebetsmatten schief. Über zu schnelle Erfolgserlebnisse beim Meditieren muss ich mir wohl erst mal keine Sorgen machen. Ich fühle mich nicht gut. Die Stühle sind wirklich unbequem.

Nach der Meditation bleiben die meisten noch auf einen Tee. Ich warte bis alle gegangen sind, um mit dem Meditationsleiter darüber zu sprechen, was mich hergetrieben hat – und beschreibe ihm anschaulich mein Papageien-Problem. Klar, so was kenne er auch, meint er. Und das als Buddhist? Müssen die nicht immer Sonne im Herzen tragen?

»Was machst du, wenn dich was ärgert?«, fragt er mich und erwartet diesmal tatsächlich eine Antwort.

»Ich gehe vom Balkon runter, mache die Fenster zu und ärgere mich, bis die Vögel aufhören.« Klingt nicht besonders überzeugend. Doch der Buddhist beruhigt mich: Weglaufen als Strategie sei völlig in Ordnung.

»Noch besser wäre es natürlich, wenn du dich nicht mehr so sehr darüber aufregen würdest. Meditation kann dir dabei helfen. In der Meditation lernst du Geduld zu üben.« Ja, die ist nicht meine Stärke. Und was würde er machen, wenn ein Papagei ihn nervt? Er schlägt eine Atemmeditation vor.

»Aber ich will auf dem Balkon ja nicht nur atmen. Ich würde zum Beispiel gern lesen.«

»Dann müsstest du deine Konzentration vollkommen auf das Buch richten.« Martin hat es bestimmt lieber, dass ich atme oder lese, statt mich aufzuregen.

»Ich hatte mal eine Wohnung, da haben die Nachbarn häufig Partys gefeiert«, erinnert sich der Buddhist. »Das hallte im Hinterhof, so wie die Schreie der Papageien bei dir.«

»Und, was hast du gemacht? Geatmet?«

»Ja, aber auch der Gedanke an Karmabereinigung hat mir geholfen.« »Karmabereinigung?« Damit kann ich nicht viel anfangen. Er erklärt.

»Ich habe mir gesagt: So wie mir jetzt muss es meinen früheren Nachbarn ergangen sein. Als ich in Leipzig mit Freunden laute Partys auf dem Dach gefeiert habe.« Ausgleichende Gerechtigkeit. Dieser Gedanke helfe ihm.

»Du kannst es aber auch mit Mitgefühl versuchen. Wenn die Vögel da nicht wohnen könnten, dann wären sie vielleicht unglücklich.« Ich denke zwar nicht, dass es die Papageien in der kleinen Wohnung unseres Nachbarn beneidenswert gut haben, aber vielleicht wäre der Nachbar ohne die Vögel ja unglücklich. Ich kann es beim nächsten Vogelgeschrei auch mal mit Empathie probieren.

Ich verabschiede mich und bin ernsthaft dankbar für dieses Gespräch. Schön, dass sich selbst ein Buddhist trotz weiterentwickeltem Geist mal über die Nachbarn ärgert und sich mit Karmaausgleich und Mitgefühl beruhigen muss. Ich trete in den Hinterhof und fühle mich immerhin verstanden. Und vielleicht muss ich einfach nur üben, üben, üben, um aus mir ein wut- und ohropaxloses Wesen zu machen.

Auf dem Weg zum Fahrrad schalte ich mein Handy wieder ein. Und sehe, dass der Grund für all das, was ich hier mache, angerufen hat: Martin. Er hat auch eine SMS geschickt. »Ruf mich bitte an. Wir müssen reden.«

Das klingt irgendwie nicht gut.

# MARTIN REGT SICH AUF

Wahrscheinlich will Martin mir nur eine neue Ankunftszeit durchgeben, weil sein Flug sich verschoben hat. Oder er muss wegen der Arbeit doch noch ein paar Tage länger in Australien bleiben. Es könnte natürlich auch sein, dass er gar nicht mehr zu seiner mackenverrückten Freundin zurückzukehren will, schießt es mir durch den Kopf, als ich wieder zu Hause bin, und das Telefon beim Einwählen ins australische Netz eine unendliche Tonabfolge von sich gibt. Als Martin dann endlich abnimmt, stellt er mir eine Frage, mit der ich nicht gerechnet habe.

»Sag mal, warst du mit meinem Auto unterwegs?« Ist das jetzt eine Fangfrage? Er kann ja nicht wissen, dass Annabelle und ich in seinem Wagen einen Ausflug gemacht haben. Ich antworte also besser nicht direkt, sondern retourniere.

»Wie kommst du denn darauf?«

»Volker hat mir gemailt, er hätte dich und eine Freundin am Stuttgarter Platz gesehen. Ihr wärt aus meinem Auto gestiegen?« Aha, daher weht der Wind. Dieser Volker ist ein Plappermaul. Und ich dachte immer, Tratsch sei eine weibliche Leidenschaft. Um meine Überraschung nicht zu ruinieren, immerhin hat Martin bislang keine Ahnung von meiner Mackentherapie, lüge ich.

»Annabelle wollte im *Stilwerk* etwas abholen, da habe ich ihr deinen Wagen geliehen. Ich war aber die ganze

Zeit dabei. Und danach haben wir nur noch schnell einen Kaffee getrunken.« Wirkt doch ganz harmlos. Anscheinend nicht für Martin.

»Aber mein Auto ist doch kein Allgemeingut, das du an alle deine Freunde verleihen kannst – ohne mich wenigstens mal gefragt zu haben.« Martin klingt sauer und macht eine kurze Pause. »Und Annabelle fährt doch gar kein Auto.« Hm, verdammt, ich hatte gehofft, er hätte das vergessen. Ich versuche es also doch besser mit offensiver Ehrlichkeit. Überraschung hin oder her.

»Nein, natürlich habe ich dein Auto nicht verliehen. *Ich bin gefahren.*«

»Du?« Taddaa! Jetzt ist es raus!

»Ja, ich versuche gerade, meine Fahrangst loszuwerden. Für dich. Was sagst du? Freust du dich?« Doch Martin jubelt nicht. Stattdessen höre ich ihn einmal tief ein- und wieder ausatmen. Eine Atemmeditation? Falls ja, hat sie nicht geholfen, denn was er dann sagt, klingt wenig gelassen.

»Das ist wirklich lieb von dir. Und ja, ich finde es gut, dass du versuchst, deine Angst vorm Autofahren loszuwerden …«

»Du freust dich also?«, unterbreche ich ihn, bevor der Satz unheilvoll enden könnte.

»Nicht direkt.«

»Wieso nicht?«

»Weil ich nicht will, dass du Fahren mit meinem Auto übst, wenn ich nicht dabei bin. Bist du am Steuer wieder in Tränen ausgebrochen? Und warum nimmst du überhaupt Annabelle mit? Die kann dir nicht mal helfen, wenn du hysterisch wirst. In meinem Wagen. Ich weiß auch gar nicht, ob du bei einem Unfall versichert wärst.« Martin scheint, wenn es um seinen Saab geht, doch empfindlicher zu sein, als ich gedacht hätte. Ich halte lieber erst mal meinen Mund. Was Martin zum Weitersprechen nötigt.

»Ich habe gesagt, es wäre schön, wenn du fahren könntest, ja. Nicht aber, dass du alles mit meinem Auto machen kannst. Und was soll dieser Anfänger-Aufkleber?« – Mein Gott, was hat dieser Volker nur alles in zwei Minuten aus 500 Metern Entfernung gesehen? – »Der geht hoffentlich wieder ab!«

Männer und ihre Autos!

»Wenn das deine größte Sorge ist: Ja, der geht wieder ab. Das ist ein Magnet. Und nein, ich bin nicht in Tränen ausgebrochen.« Ich fühle Wut aufsteigen. Und da ich noch längst kein Buddha bin, rege ich mich jetzt erst mal ordentlich auf. »Verdammt nochmal, für wie blöd hältst du mich eigentlich? Natürlich habe ich geübt, bevor ich mich in dein Auto gesetzt habe.« Ich habe jetzt keine Lust, ihm die ganze Sache mit Müller zu erklären, Martin muss nur so viel wissen: »Seit Wochen setze ich Himmel und Hölle in Bewegung, renne von einem Experten zum nächsten, oute mich als verrückt, um dein bescheuertes Ultimatum zu erfüllen. Und du machst dir Sorgen um dein Auto?« Und damit nicht genug. Ich hole zum Rundumschlag aus. »Langsam frage ich mich, ob du die ganze Sache überhaupt wert bist. Ich brauche weder dich noch dein blödes Auto.« Hoppla! Anscheinend haben mich die letzten Wochen mehr angespannt, als ich dachte. Und jetzt platzt alles aus mir heraus. »Wenn du meine Macken nicht akzeptieren kannst, dann liebst du mich auch nicht. Es gibt nämlich gar keine schlechten Macken. Die gehören einfach zu mir.« Die Paartherapeutin hat gesprochen.

Martin sagt erst einmal nichts. Wahrscheinlich wartet er ab, ob ich endlich fertig bin mit meiner Schimpf-Tirade. Dann sagt er: »Hör' zu, es tut mir leid. Ich wusste ja nicht, was die SMS ausgelöst hat. Ich wollte nur, dass du dir mal Gedanken darüber machst, wie anstrengend deine Macken manchmal sind. Für mich – aber auch für dich. Ich liebe dich, aber ...«

»Was ›aber‹?«, unterbreche ich ihn patzig.

»Aber«, sagt Martin weiter, »ich will dir nicht mehr zur Hilfe eilen müssen, wenn du mit nervigen Nachbarn, meiner Unordnung, deinen Fahrängsten und was weiß ich noch alles, mal wieder nicht klarkommst.« Im Vergleich zu mir klingt Martin so ruhig wie ein antiautoritärer Vater, der beim Wutanfall seines Sohnes erst mal die Füße hochlegt. Was mich nur noch böser macht.

»Brauchst du auch nicht«, zicke ich ins Telefon. »Dann kannst du dich in vier Wochen ja auch selbst vom Flughafen abholen!« Zack, ich habe aufgelegt – und bin selbst ein bisschen überrascht, wie schnell das ging.

Ich stehe mit dem Telefon in der Hand im Wohnzimmer und fühle mich, als hätte gerade jemand meinen Stecker gezogen. Ich bin zu kaputt, um ihn noch mal anzurufen. Wahrscheinlich wird er es gleich noch einmal versuchen. Ich will aber gar nicht mehr reden. Ich nehme die Batterien aus dem Telefon und werfe beides auf die Couch. Dann gehe ich ins Schlafzimmer und reiße den Horrorstapel neben meinem Bett nieder. Wenn ich Dinge geradelegen will, dann ist das meine Sache. Mein ganz persönliches Fengshui. Und wenn ich den Schreibtisch des Kollegen wider meinen Willen aufräumen muss, dann ist das jetzt das Problem des Coaches, der hoffentlich nicht zu viel versprochen hat. Morgen habe ich endlich den Termin. Alex-

ander Wagner soll sich gefälligst etwas für meinen Ordnungsfimmel und meine Überempfindlichkeit überlegen.
Denn natürlich will ich meine Macken weiterhin, so gut
es geht, in den Griff kriegen. Aber nicht mehr für Martin.
Sondern nur noch für mich.

# DAS KIND IN MIR

Von meinem Schreibtisch aus schaue ich seit ein paar Tagen auf ein Bild. Eine Zeichnung im Plakatformat. Es hängt an der Tür zu meinem Arbeitszimmer. Darauf zu sehen ist eine mit wenigen Strichen skizzierte Frau. Vor ihrem Gesicht schwebt ein Dreieck, eine Wellenlinie verläuft unter ihrem nicht vorhandenen Kinn, als stünde ihr das Wasser bis zum Hals. Vom Körper aus zeigt ein Pfeil zum Kopf, vom Kopf einer zum Körper. Auf dem Bauch der Frau liegt ein Baby. Es hat ein Lenkrad in der Hand. Dieses Werk könnte Dadaismus sein oder Expressionismus. Es ist aber Coaching.

Die Zeichnung hat Alexander Wagner gemacht. Bei unserem ersten Termin ließ der Coach mit den schmalen Lippen und tiefen Lachfalten um die Augen Filzstifte übers Papier am mannshohen Clipchart fliegen – wie der Schnellzeichner von »Dalli Dalli«. Und am Ende kam dieses Bild von mir dabei heraus.

Doch zurück zum Anfang.

Es war vor zwei Wochen: Alexander Wagner und ich trafen uns in seiner Praxis in einer Charlottenburger Altbauwohnung. In seiner Hemd-unter-Pulli-Kombination wirkte der Coach seriös, aber nicht steif. Ich nahm auf der braunen Ledercouch Platz. Auf dem kleinen Glastisch vor mir standen lediglich zwei Flaschen Pellegrino-Wasser auf Filzuntersetzern. Unter dem Tisch lagen farbige Kärtchen, alle ordentlich gestapelt. In dem minimalistisch eingerichteten Zimmer sah es weniger nach Arztpraxis als nach »Schöner Wohnen« aus. Wer hierher kommt, ist kein Patient, sondern Klient. Er zahlt 120 Euro die Stunde.

Wagner zog ein Clipchart aus der Ecke in die Mitte des Raumes und zeichnete zuerst ein großes Trapez auf das weiße Blatt. Das wäre mein Unbewusstes, sagte er, welches circa 80 Prozent dessen ausmacht, was mein Handeln bestimmt. Darüber ein Dreieck, mein Bewusstes, 20 Prozent. Dazwischen die Wellenlinie. Wie bei einem Eisberg ragte nur die Spitze aus dem Wasser, für mich sichtbar und greifbar. Aber was war da unten, im Unbewussten, abgelegt? Informationen von Primärerfahrungen und von Primärgefühlen.

»Es gibt Therapeuten, die sagen, wir machen jede Erfahrung nur einmal. Und dann wiederholen wir sie immer wieder. Jedes weitere Mal Angst, Stress, Freude, Trauer, die wir erleben, ist körperchemisch für jeden einzelnen exakt das Gleiche.« Beide Eisberg-Teile verband der Coach durch Pfeile. Erfahrungen, die ich als Kind gemacht habe, beeinflussen mich noch heute – und das leider manchmal völlig falsch.

Passiert jemandem etwas Banales, wie zum Beispiel, dass der Chef in einer Konferenz einen Vorschlag radikal ablehnt, kann es passieren, dass der Betroffene hinunter in sein Unbewusstes geht und dort immer wieder sein altes Angstprogramm abruft, meinte Wagner. Das Unbewusste verwechsle Erfahrungen, die wir jetzt machen, mit Erfahrungen aus den früheren Phasen unseres Lebens.

»Die kleine Sandra hat also das Steuer in der Hand«, schlussfolgerte er und zeichnete ein Baby ins Trapez, meine innere Dreijährige, und gab ihr ein Lenkrad in die Hand. Der Sebastian Vettel meines Unbewussten.

Das klang kompliziert – und wurde noch komplizierter. Es ging um das Grunderleben des Menschen, das Angst wäre und darum, dass wir nach unserer Geburt ohne fremde Hilfe nicht überleben könnten. 12 Monate lang hätten wir immer wieder Todesangst, das Gefühl nicht allein für uns sorgen zu können. Langsam verlor ich den Faden.

»Was hat das jetzt mit meinem Ordnungszwang und meiner Überempfindlichkeit zu tun?«, fragte ich ihn ratlos.

»Jedes Mal, wenn Sie schief liegende Fußmatten sehen oder einen Papagei schreien hören, ist für Sie etwas nicht in Ordnung. Ein Signal geht an Ihr Unbewusstes: Ich bin in Gefahr. Wir können das nicht ignorieren. Wenn das so bleibt, wie es ist, komme ich damit nicht klar, dann – jetzt kommt es ganz groß – muss ich sterben.« Wow, was für ein Konstrukt! Und es ging weiter.

»Was die kleine Sandra im Unbewussten allerdings nicht weiß«, sagte Wagner und zeichnete dabei dem Eisberg Arme, Beine, Gesicht, Lippen und Haare, »es gibt jetzt die große Sandra.« Deshalb sollte ich meiner inneren Dreijährigen, wenn sie mal wieder Todesangst hätte, einfach sagen: »Alles ist in Ordnung. Du verwechselst da was. Ich bin jetzt groß und kann für uns beide sorgen.« So ein »Beruhigungsdialog«, wie Wagner es nannte – öffnete den Spalt zwischen mir und dem Erleben.

Die Sache mit dem Spalt hatte Alexander mir zuvor erklärt. Die Zeichnung dazu hängt auf der anderen Seite meiner Arbeitszimmertür. Darauf ist in der Mitte ein Auge zu sehen, das »denkende Ich«, davor »die Welt«.

»Das Auge blickt auf die Welt, kann sich selbst dabei aber nicht sehen. Wir können unser Denken nicht beobachten – und nehmen deshalb an, wir seien unser Denken. Ich bin meine Wut. Ich bin meine Angst. So bin ich einfach.« Dann schrieb er »Beobachtendes Ich« ganz links auf das Blatt. Diesem beobachtenden Ich wäre es möglich, die Welt mal als die Ängstliche, als die Zufriedene, als die Hektische (Wagner malte grüne Kugeln auf das Papier) wahrzunehmen und einzuordnen. Und nun, so der Coach, wäre es an mir, zu entscheiden, welcher meiner Identitäten ich die Kontrolle über mein Erleben gab.

»Erleben ist immer das Ergebnis von Aufmerksamkeitsfokussierung.« Ha, das hatte ich wenigstens schon mal gehört. Das kannte ich vom Meditieren.


Wagner sprach zwar langsam und betont, doch seine Ausführungen waren gespickt mit Zitaten von Menschen, die sich in den vergangenen Jahrhunderten auf dem Feld der Therapie und Beratung verdient gemacht hatten, deren Namen ich aber bislang nicht kannte. Gut, von Sigmund Freud und Carl Gustav Jung hatte ich natürlich schon gehört. Doch wer waren Byron Katie, Carl Rogers, Milton Erickson, Steve de Shazer und Stephen C. Hayes oder Gerald Hüther? Die Idee zu dem Bild mit dem Auge, so sagte Wagner, hatte er bei dem österreichischen Philosophen Ludwig Wittgenstein aus dessen Abhandlung »Tractatus logico-philosophicus« geklaut.

Während ich mir das Öffnen des Spalts vorstellte wie die Lenor-Werbung aus den siebziger Jahren, in der das personifizierte, schlechte Gewissen aus dem Körper der Frauen trat und über das Benutzen des falschen Weichspülers den Kopf schüttelte, hatte der Coach noch ein paar weitere Bilder parat: Assoziation und Dissoziation zum Beispiel oder einen Schritt zurücktreten oder Fusion und

Diffusion oder »was dem Maulwurf Mühe« (Wagner drehte seine Hand, als würde er eine Glühbirne blitzschnell in eine Fassung schrauben), »ist dem Adler Weisheit« (die Hand schwebte in der Luft). Maulwurf und Adler gefielen Wagner persönlich am besten. Die Metapher stammt aus dem Buddhismus, für den sich Wagner offensichtlich sehr interessierte. Er hatte bereits buddhistische Seminare belegt, hatte jahrelang meditiert, war mit Mönchen gewandert. Sollte Wagner mich nicht – wie versprochen – mit einem Wundermittel gegen Hochsensibilität überraschen, würde ich der Meditation eine zweite Chance geben. Ob er mir ein buddhistisches Zentrum empfehlen könnte, fragte ich. Mein erster Meditationsversuch wäre an zu viel Stille gescheitert.

»Stille Meditation ist schwer, für Anfänger kaum geeignet«, meinte er. Die Diamantweg-Buddhisten könnten etwas für mich sein, die Meditationen wären angeleitet und die Räume, in denen sie stattfänden, garantiert einladender als die kalte Ein-Zimmer-Wohnung. Klappstühle, pah!

Buddhismus, philosophische Abhandlungen, die kleine Sandra – wie passte das alles zusammen? Gar nicht, hätte ich gesagt. Wagner auch.

»Ich stelle für meine Klienten einen spezifischen Methodenmix zusammen, benutze unterschiedlichste Werkzeuge, Tools, Ideen aus einer Vielzahl von Ansätzen. Ich werfe immer wieder einen Stein ins Wasser und schaue, was Ringe zieht. Und wenn das, was ich Ihnen anbiete, sich nicht verfängt, dann wenden wir uns etwas anderem zu.« In der Therapie spräche man nicht von einer strengen Naturwissenschaft. Deshalb wäre der Markt auch so diversifiziert, meinte Wagner. »Es gibt keine Methode erster

Wahl, von der man sagen kann, das sie bei allen Menschen funktioniert. Lebensklug ist der, der sich aus der Vielzahl der Angebote aussucht, was ihm persönlich hilft.«

Nico Niedermeier, dem Verhaltenstherapeuten und Zwangs-Experten aus München, mit dem ich am Anfang meiner Mackenodyssee gesprochen hatte, würde Wagners Alles-mal-ausprobieren-Strategie nicht gefallen. Sieben Jahre lang, so hatte Niedermeier gesagt, wären Zwängler im Schnitt auf der Suche nach der richtigen Therapie, die statistisch gesehen doch ganz eindeutig die Konfrontation sei. Und jetzt versuchte ich hier, meinen Ordnungszwang mit Hilfe meiner inneren Dreijährigen in den Griff zu bekommen. Aber was wusste ich? Ich war ja Laie.

»Auf was konzentrieren wir uns?«, fragte Wagner am Ende der ersten Doppelstunde und zitierte ein paar Sätze aus therapeutischen Schulen. Er sprach dabei sehr artikuliert. Und sehr langsam.

»Ich habe die Freiheit, mich zu entscheiden, wohin ich meine Aufmerksamkeit fokussiere.« Pause. »Wenn ich im Erleben meine Aufmerksamkeit auf die Unordnung und die Geräusche fokussiere, erlebe ich das, was ich erlebe, wenn ich mich darauf fokussiere.« Pause. »Menschsein zeigt sich dadurch, dass ich immer die Freiheit habe, mich zu entscheiden.« Nach meinem Besuch bei der Selbsthilfegruppe der Zwängler würde ich alle drei Mantras dringend in Frage stellen: Wer unter einem heftigen Zwang leidet, hat doch nicht mehr die Freiheit, sich zu entscheiden.

Eine Woche lang behielt ich die beiden Bilder im Blick und versuchte sie zu verinnerlichen. Ich habe viel über das kleine, hilflose Kind in mir nachgedacht. Ich hatte sogar Mitleid mit ihm. Heute, vor dem zweiten Treffen mit Alexander Wagner, schaue ich mir die Zeichnungen noch einmal genau an. Eine davon hängt schief – was mich natürlich stört. Ist das jetzt die Todesangst meiner inneren Dreijährigen, die ich beruhigen soll?, überlege ich. Das zieht bei mir einfach keine Ringe, würde ich sagen. Ich stehe also auf und bringe das Bild in Ordnung.

Mal schauen, was der Coach heute, bei unserem zweiten Treffen, mit mir vorhat. Sein Clipchart rollt er wieder dynamisch in die Mitte des Raumes und verwandelt es mit zwei Handgriffen in ein Triptychon. Er ist ausgestattet mit einem Arsenal an Stiften in so vielen verschiedenen Farben, dass ein Regenbogen vor Neid erblassen würde. In einem silbernen Metallkoffer hält er Post-its in Form von kleinen Figuren und Pfeilen bereit. Ob es so etwas wie ein Coaching-Kit gibt, für Menschen, die sich entscheiden, diesen Berufsweg einzuschlagen?

Wagner hat nicht, wie man vielleicht erwarten würde, Psychologie studiert, sondern Geistes- und Sozialwissenschaften. Er arbeitete als Berater, ließ sich als Coach zertifizieren, machte eine Ausbildungen zum Psychotherapeuten nach dem Heilpraktikergesetz. Um diese geschützte Berufsbezeichnung zu bekommen, muss man bei einem schriftlichen Test 28 Multiple-Choice-Fragen zu 75 Prozent richtig beantworten und eine mündliche Prüfung ablegen. Das sei nicht vergleichbar mit einem Studium, sondern lediglich eine Bescheinigung, die belegt, keine Gefahr für die Volksgesundheit zu sein, sagt Wagner. Ein Psychologischer Psychotherapeut zum Beispiel muss zunächst ein Diplom oder einen Master in Psychologie abschließen und dann noch eine drei- bis fünfjährige Weiterbildung machen. Er habe daher Verständnis, wenn diese Leute auf jemanden wie ihn herabschauen würden. Doch dafür habe er den Vorteil, nicht nur Psychoanalytiker oder Verhaltenstherapeut oder Tiefenpsychologe zu sein. Er könne sich aus allen »Werkzeugkästen« bedienen.

Diesmal bedient der Coach sich der sogenannten Transaktionsanalyse. Dafür zieht er wieder das Clipchart hervor und schreibt drei Kategorien auf ein frisches, weißes Blatt: Erwachsenen-Ich, Kinder-Ich, Eltern-Ich. Zu jedem soll ich mir die jeweiligen positiven und negativen Eigenschaften überlegen. Schon wieder fühle ich mich an »Dalli Dalli« erinnert. Nennen Sie bitte jetzt fünf positive Eigenschaften des Kinder-Ichs: frei, spontan, kreativ, begeisterungsfähig, im Hier und Jetzt. Jetzt negative Eigenschaften des Kinder-Ichs. Kein Problem, fünf bekomme ich locker zusammen. Auch sonst läuft es ganz gut für mich. Bis wir zum positiven Eltern-Ich kommen.

»Äh, fürsorglich«, fällt mir ein. »Tröstend?« Das war's erst mal.

»Selbstlos, verantwortungsbewusst, fördernd, kümmernd, groß und stark«, legt Wagner aus dem Stand nach. Und weil mir das nicht eingefallen ist, schließen wir daraus, dass diese Eigenschaften nicht meine herausstechenden Stärken sind. Was mir bekannt ist. Martin bekommt, wenn er erkältet ist, höchstens eine Packung Taschentücher ans Bett – und keine selbstgekochte Hühnersuppe. Trotzdem ist es noch einmal etwas anderes, von jemandem als Anti-Mutter-Teresa geoutet zu werden.

»Doch was genau hat das jetzt wieder mit meinen Macken zu tun?«, frage ich. Wagner antwortet mit zwei Post-it-Männchen. Eines klebt er neben das negative Kinder-Ich, eines neben das positive Eltern-Ich. Für die Beruhigungsgespräche mit der kleinen Sandra soll ich also mehr positives Eltern-Ich entwickeln. Die blöde Göre geht mir schon jetzt gehörig auf die Nerven.

Nach diesem Coaching fahre ich nicht mit zwei aufgerollten Zeichnungen unterm Arm nach Hause, sondern mit sieben aufgelisteten Punkten, die Wagner mir diktiert hat. Mit ihnen soll ich üben. Sie einsetzen, wann immer ich sie brauche. Oder wie er sagt: »Das können Sie sich immer schenken, wenn Sie in einer Stresssituation sind.«

1. Drei tiefe Atemzüge in den Bauch. Fachbegriff: Reziproke Hemmung. Denn: Angst oder Stress kann nicht gleichzeitig mit tiefer Bauchatmung stattfinden.
   (Kein Problem. Kann ich machen.)
2. Innere Bilder, von denen das eine oder andere für mich hilfreich sein könnte:
• Ich bin der Himmel und nicht die Wolken.
• Ich bin das Meer und nicht die Welle.
• Ich sitze am Fluss meiner Gedanken und springe nicht hinein.
(Die merk ich mir.)
3. Die Frage »Was ist jetzt?« leitet eine sogenannte Fünf-Sinne-Achtsamkeitsübung ein, die dabei helfe, aus dem Stresszirkel auszusteigen. Statt sich voll und ganz dem Ärger über Unordnung oder Lärm hinzugeben, hört man lieber in sich hinein: Meine rechte Hand liegt auf meinem Knie. Mein Ohrläppchen juckt. Der Fußballen kribbelt. (Da ist sie wieder, die meditative Achtsamkeit.)
4. Sobald mir der Gedanke »Ich halte das nicht aus« kommt, soll ich mir vier Fragen stellen – und so den Spalt öffnen.

Ist der Gedanke wahr?

Ist der Gedanke wirklich wahr?

Was macht der Gedanke mit dir?

Wer bist du ohne den Gedanken? (dabei einmal in die Hände klatschen)

(Viel zu kompliziert. Und das mit dem Klatschen funktioniert in der Öffentlichkeit schon mal gar nicht.)

5. Und mehr Fragen: Ist der Gedanke hilfreich, das Leben zu leben, das ich mir wünsche? Ist der Gedanke hilfreich, mich mit denen zu verbinden, die mir lieb sind? Ist mein Verhalten hilfreich, das Leben zu leben, das ich mir wünsche? Ist mein Verhalten hilfreich, mich mit denen zu verbinden, die ich liebe?

(Um Gottes willen, wer soll sich das denn alles merken?)

6. Noch zwei Fragen: Was will mein Körper? Was will meine Seele? Die Antworten: Der Körper will Ruhe. Die Seele will Frieden.

(Mit dem Begriff Seele kann ich nichts anfangen. Abgelehnt.)

7. Ich soll mich mit meinem inneren Kind unterhalten.

(Hatten wir schon. Ist irgendwie nichts für mich.)


Ich fühle mich zugeworfen mit guten Ratschlägen. Es sind verwirrend viele auf einmal. Die Punkte eins bis drei habe ich mir immerhin gemerkt – für den Notfall. Dieser setzt sich bereits auf dem Weg nach Hause in der S-Bahn neben mich. Der Typ in Lederhose und verfilztem Pulli hört so laut Heavy Metal, dass ich mich frage, was so ein Ohr wohl alles aushält, bevor das Trommelfell platzt. Sein Nasehochziehen gibt mir den Rest. Wenn es wenigstens im Takt zum musikalischen Mitwippen seines Kopfes wäre.

Also, Punkt eins: Tief atmen, ein und aus, ein und aus. In der Bahn riecht es nach nassem Hund. Hilft nur bedingt.

Punkt zwei: Ich probiere den Himmel und die Wolken. Das Meer und die Welle. Und dann: »Ich sitze am Strom meiner Gedanken und springe nicht hinein.« Das ist irgendwie nett. Das sage ich mir noch ein paarmal, dann steigt der Metal-Fan an der nächsten Station allerdings schon wieder aus. Ob mir das jetzt schon geholfen hat?

# DER STAND DER DINGE

Verdammt, ich will immer noch lieber aufs Fahrrad steigen. Doch ich werde jetzt ein Auto nehmen – nicht Martins, sondern einen Berliner Fahrgemeinschaftswagen – und damit alle drei Ans abholen. Wenn ich möchte, dass Autofahren irgendwann nicht mehr nur etwas ist, das ich hinter mich bringen muss, dann sollte ich mich auf die Suche nach dem Spaßfaktor machen. Aber so richtig spielt die Realität nicht mit. Wäre das Leben so, wie es sein sollte, dann würde ich jetzt mit Sonne im Gesicht und Elan im Körper zu einem Cabrio laufen und über das offene Autodach auf den Fahrersitz hüpfen, dann die Musik aufdrehen und lauthals singend um die Ecke biegen. Doch mein Carsharing-Mini hat nicht einmal ein Schiebedach. Und heute ist es zum ersten Mal richtig kühl draußen, bereits dunkel, es nieselt.

Ich krame meine Karte fürs Auto aus der Manteltasche: an die Windschutzscheibe drücken, Tür entriegeln, einsteigen, zurechtfinden. Wäre schöner, wenn ich jetzt in Martins Wagen säße. Aber den rühre ich nicht mehr an. Selbst, wenn ich morgen wegen eines drohenden Hurrikans die Stadt verlassen müsste, alle Mietwagen vermietet, alle Zugabteile und Busse voll und alle Pferde, Esel, Kühe bereits geflohen wären. Ich behalte zwar im Kopf, wann Martins Flieger in vier Wochen landen soll. Ob ich dann allerdings am Gate stehen werde, weiß ich noch nicht.

Das Autoradio bleibt auf dem Weg zu Annabelle, der Nummer eins auf meiner Abholliste, natürlich aus. Ich muss den Wagen hören. Stattdessen summe ich »Somewhere over the rainbow«. Ein verlässliches Anzeichen dafür, dass ich nervös bin. Das zauberhafte Oz-Lied ist seit Jahren meine Beruhigungsmelodie, egal, ob ich Kisten aus dem Keller holen muss oder nachts im Bett liege und Angst vor Einbrechern habe. Vielleicht sollte ich es mal meiner inneren Dreijährigen vorsingen. Möglicherweise kämen wir so endlich mal ins Gespräch. Denn bislang kann ich mit der Große-Sandra-beruhigt-kleine-Sandra-Strategie nur wenig anfangen – und Alexander Wagner weiß das auch. Doch meine Ablehnung war sein Ansporn.

»Dass sich so viel in Ihnen dagegen wehrt, sehe ich als Chance, dass Sie noch einmal etwas Neues erfahren. Da könnte im hohen Maße Potential sein, um Veränderung zu erzielen.«

Ein Neuerfahrungsversuch fand dann bei unserer letzten gemeinsamen Doppelstunde satt, in Form eines Rollenspiels. Dafür lag ich mal auf der Couch – als innere Dreijährige, dann saß ich auf einem Stuhl – als Eltern-Ich. Wie beruhigt man seine innere Dreijährige? Ich weiß es nicht. Es waren furchtbare zehn Minuten, eine unendliche Qual. Ich stammelte irgendwas von »Stell dich nicht an, kleines Mädchen«, und Wagner versuchte mir und meinem Eltern-Ich aus der Patsche zu helfen, indem er sich väterlich hinter mich stellte und übernahm. Aber andere Tipps von Wagner klappen inzwischen ganz gut.

Nachdem ich die drei Damen pünktlich abgeholt habe und alle im Auto sitzen, geht das Geschnatter los. Ich sage nichts. Auch auf Annabelles Frage, warum ich mir denn »so ein Carsharing-Ding« geholt habe, blocke ich ab.

»Erzähl ich euch später.« Ich muss mich schließlich auf die Straße konzentrieren, die Dunkelheit, die Ampeln, die Linksabbiegerspur, den Radfahrer ganz in Schwarz und ohne Licht, den ich erst kurz bevor ich abbiege sehe. Wenigstens konsequent lebensmüde, der Mann.

In der Gegend, wo wir etwas trinken gehen wollen, gibt es keine Parkplätze. Nie. Da brauche ich gar nicht anfangen zu suchen. Ich nehme also gleich die Tiefgarage. Ha, eine große Lücke direkt vor mir! Reinfahren, Motor aus. Alle aussteigen. Jetzt kann's losgehen mit dem gemütlichen Teil des Abends. Das war überraschend einfach.

»Das mit dem Autofahren klappt doch prima«, sagt Annabelle und hakt sich bei mir unter, während wir die Straße entlang zur Bar laufen.

»Zumindest haben wir keinen umgefahren. Oder ich hab's zumindest nicht bemerkt.«

Mit Annabelle werde ich die Tage einen zweiten Ausflug mit dem Auto machen – dann will sie am Steuer sitzen, um zu üben.

»Du machst das echt super. Ich will das auch«, sagt Anke, die hinter uns läuft und ja ebenfalls seit Jahren nicht mehr gefahren ist – trotz Führerschein.

»Die Fahrschule ›Schaffen Wir‹ hat bestimmt noch Plätze frei«, sage ich aufmunternd und natürlich auch ziemlich stolz darüber, dass ich Frank Müllers Hilfe offensichtlich nicht mehr nötig habe.

»Warum sind wir denn nun heute nicht mit dem Saab unterwegs?«, wiederholt Annabelle ihre Frage, als wir auf den Barhockern Platz nehmen.

»Weil Martin und sein blöder Wagen mir gestohlen bleiben können«, antworte ich resolut und mit einem Gewinnerlächeln, obwohl ich mich so gar nicht wie ein Sieger fühle.

»Was ist denn passiert? Habt ihr euch gestritten?«, fragt Anke besorgt.

»Ja, denn der Herr hat sich aufgeregt, nur weil ich mal ein bisschen mit seinem Wagen rumgefahren bin.«

»Männer und ihre Autos!« Annie verdreht die Augen. Und da ich Martin auch nicht ganz unrecht tun will, rudere ich ein paar Schläge zurück.

»Na ja, er denkt natürlich auch, ich kann nicht fahren, aber setze mich zum Üben in seinen schönen Saab.«

»Woher weiß er denn überhaupt von unserem Ausflug neulich?«, fragt Annabelle. »Sein Freund, erinnerst du dich, dem ich damals am Stuttgarter Platz zugewunken habe, der hat uns verpfiffen.«

»Und jetzt? Hast du Martin gesagt, dass du Fahrstunden nimmst?«, fragt Annabelle.

»Nein, ich habe mich am Telefon so aufgeregt: Ich setze hier Fahrschullehrer, Zwängler und Hochsensible in Bewegung, und der Mann ärgert sich, weil sein Auto unerlaubt Ausfahrt hat.«

»Du hast ihm aber inzwischen von deinem Mackenkampf erzählt?«

»Ich hab's zumindest durchklingen lassen. Überraschen will ich ihn jetzt eh nicht mehr. Diese ganze Therapiegeschichte mache ich ab jetzt nur noch für mich – und natürlich für euch.« Annie erhebt ihr Glas Crémant. Ich meines mit Ginger Ale, ich muss ja noch fahren.

»Die Damen!« Wir stoßen an. Doch Anke wirkt geknickt.

»Ihr kriegt das doch wieder hin, oder?« Ich lächele sie

zuversichtlich an. Und hoffe es wirklich aus tiefstem Herzen.

»Bist du denn jetzt durch mit deinem Mackenentzug?«, fragt Anabelle.

»Ja, so gut, wie.«

»Was heißt, so gut, wie?«

»Ich habe eigentlich alles gemacht, was ich für hilfreich gehalten habe.«

»Und, was ist dein Fazit?« Alle nehmen ihre Gläser vom Mund und lauschen, als würde ich gleich die Lottozahlen vom kommenden Mittwoch verkünden.

»Gute Frage. Na, also Autofahren und Pünktlichkeit habe ich, wie ihr seht, soweit im Griff.« Ich hebe wieder mein Ginger Ale.

»Und warum hat es gerade da geklappt?«

»Stunden bei einer auf Fahrangst spezialisierten Schule zu nehmen, ist klassische Konfrontation bei einer Phobie. Die Wahrscheinlichkeit war hoch, dass das klappen würde.«

»Ah, wie Sie das sagen, Frau Doktor.« Annabelle stupst mich, amüsiert über meine Fachsimpelei, an.

»Und warum bist du jetzt immer pünktlich?«, will Anke wissen.

»Ehrlich gesagt: Nachdem ich mir klargemacht habe, wie nervig das für euch ist, habe ich einfach meine Prioritäten verschoben. Früher wollte ich immer noch schnell die Welt retten, also meine To-do-Liste abhaken, bevor ich losgehe. Der andere kann doch so lange warten. Und jetzt denke ich: Die Welt kann warten, meine Verabredung nicht.« Annie hebt wieder ihr Glas.

»Hört, hört!« Und wir stoßen noch einmal an.

»Und was ist mit den anderen Macken? Was fehlt denn

noch?«, fragt Annabelle in die Runde. Anke antwortet für mich.

»Ordnung und Überempfindlichkeit, richtig?«

»Ja, stimmt. Bei der Ordnung ist es so: Jede Therapie, mit der ich mich länger beschäftigen muss, als das Aufräumen selbst dauern würde, stresst mich. Also mache ich jetzt einfach nur, was mir ganz am Anfang der Leiter der Deutschen Gesellschaft Zwangserkrankungen geraten hat – Zwangsrituale beobachten, Ruhe bewahren, Stopp sagen. Klappt soweit ganz gut.«

»Und was war mit Alexander? Der wollte doch gleich alle Macken auf einmal eliminieren«, erinnert sich Annie.

»Stimmt, einer für alles, also auch für die Überempfindlichkeit«, pflichtet ihr Annabelle bei.

»Ja, eigentlich hatte ich auch auf eine All-inclusive-Heilung gehofft. Doch alles mal eben so wegmachen, das kann niemand«, sage ich und erzähle von meiner inneren Dreijährigen.

»Schönes Bild, hat für mich aber nicht funktioniert. Genauso wenig wie dies hier.« Ich krame einen Ausdruck aus meinem Portemonnaie und entfalte ihn auf dem Tisch.

»Neee! Was ist DAS denn?« Annie zeigt amüsiert mit dem Finger darauf, Annabelle schlägt lachend mit der Hand gegen ihre Stirn, und Anke macht einen Geschichtsausdruck, als hätte ich ihr einen Babypanda vorgesetzt. Dabei bin nur ich auf dem Foto zu sehen. Allerdings grinse ich darauf wie eine Muppet-Puppe auf Speed und strecke meine Arme aus, als hätte ich vor, den ganzen Erdball zu umarmen. Alexander hat die Aufnahme bei unserer letzten Doppelstunde gemacht. Sie zeigt mich in meiner »Lösungsfigur«, also so wie ich mich sehe, wenn ich mich positiv sehe – als eine Mischung aus der Mitfühlenden, der Offenen, der Fürsorglichen … Dieses Foto soll ich mir – im wörtlichen oder auch im übertragenen Sinne – vor Augen führen, wenn ich mal wieder mit Unordnung oder Lärm nicht klarkomme. Doch obwohl ich den Ausdruck bereits seit Tagen bei mir trage, werfe ich heute zum ersten Mal einen Blick darauf. Und muss, wie die Ans, darüber lachen.

Da haben sich Alexanders tiefe Bauchatmung, der von ihm vorgeschlagene Fluss meiner Gedanken, in den ich nicht springe und seine »Was ist jetzt?«-Frage nach dem Wohlbefinden meines kleinen Zehs als hilfreicher erwiesen. Ich erkläre den Ans, was es damit auf sich hat.

»Und das sollst du jetzt immer machen, wenn dich irgendwo irgendwas stört? Bis an dein Lebensende? Wie nervig ist das denn?«, fragt Annabelle.

»Irgendwann brauche ich das wohl nicht mehr. Und damit das nicht allzu lange dauert mit der völligen Gelassenheit, meditiere ich auch noch.«

»Was, du meditierst? Du kannst doch keine fünf Minuten ruhig sitzen bleiben.« Und da wir alle wissen, dass Annabelle damit natürlich recht hat, erzähle ich von dem ersten Meditationszentrum (wo ich mit der absoluten Stille nichts anfangen konnte) und von meinem Treffen mit den Diamantweg-Buddhisten, der Empfehlung von Alexander. Dort war ich erst vor ein paar Tagen, so dass ich noch gar nicht die Zeit hatte, den Ans davon zu berichten.

»Das war mir aber wiederum fast schon zu hektisch«, fasse ich zusammen. »Hektisch? Was haben die bei der Meditation denn gemacht? Getanzt?« Annie schlängelt ihre Arme wie eine Shiva.

»Nein, ich weiß es!« Annabelles Zeigefinger fliegt nach

oben. Ich lasse die Streberin der Klasse antworten. »Das waren bestimmt fliegende Yogis.«

»Hört doch mal auf, ihr sollt das hier ernst nehmen«, sage ich und schnaufe verärgert. »Auch bei den Diamant-weg-Buddhisten wird im Sitzen meditiert, aber erst liest jemand dabei etwas vor, dann soll man ein paar Bilder vor dem inneren Auge entstehen lassen und dazu Laute von sich geben, das war auch alles noch okay. Doch als dann alle plötzlich ein Mantra aufsagten und ihre Gebetsketten zückten, fand ich das irgendwie unheimlich.«

»Wieso? Klingt doch wie Beten in der Kirche.«

»Nicht wirklich. Dieses unverständliche Gebrabbel hat mich total überrascht, die Ketten hatte die Frau bei der Einführung auch vergessen zu erwähnen, und dann saß hinter mir ein Typ, der sprach dieses Mantra so hektisch in meinen Nacken, ganz schnell hintereinander, als sei es ein Zungenbrecher: ›kapatapa, kapatapa, kapatapa‹ – oder so. Minutenlang. Andere haben angefangen das Mantra zu seufzen, ganz laut.«

»Und du mittendrin.« Anke schaut mich verständnisvoll an. »Kann ich mir vorstellen, dass das nichts für dich war.«

»Da konnte ich ja gar keinen klaren Gedanken fassen.«

»Das ist ja wahrscheinlich auch das Ziel«, vermutet Anke richtig.

»Also okay, bei dem einen passierte dir zu wenig, bei dem anderen zu viel.« Annie zieht die Stirn in Falten. »Und nun?«

»Jetzt mache ich MBSR. Allein zu Hause, mit Buch und CD. Ich habe mir dafür sogar extra ein Meditationskissen gekauft«

»Und was genau ist MBSR?«, fragt Anke.

»Es ist eine Art spirituell abgespeckte westliche Variante von Achtsamkeitsmeditation mit dem spirituell abgespeckten Namen: ›Mindfulness-Based Stress Reduction‹, kurz MBSR – oder auch Achtsamkeitsbasierte Stressreduktion. Achtsamkeit ist im Moment total angesagt, liest und hört man überall. Auf der CD sind eine Reihe von Übungen«, erkläre ich den Ans. »Bei einer wandert man gedanklich durch den ganzen Körper (so ähnlich wie bei Alexanders »Was ist jetzt?«-Frage), bei einer anderen schüttelt man sich im Qigong-Style (wie auf der Klopfakupressur-DVD). Ein paar Figuren aus dem Yoga kommen auch vor (der Baum, das Krokodil). Mir reichen aber meist die fast 20 Minuten Sitzmeditation am Ende der CD, die bei den Anleitungen gegeben werden – nicht zu viele, aber genug, um mich nicht alleingelassen zu fühlen.«

»Und bringt es dir und deiner Gelassenheit etwas?«, fragt Annie.

»Ich glaube schon. Im Moment übt fast täglich dieses Mädchen am offenen Fenster Blockflöte. Und ich halte das inzwischen sogar auf dem Balkon aus.«

»Wie lange?«, will Annie wissen.

»Na, schon so fünf Minuten.«

»Uiuiui.« Annabelle spielt die Beeindruckte sehr schlecht.

»Ich arbeite ja noch daran. Mir helfen aber auch die Gedanken des Buddhisten, den ich im ersten Meditationszentrum getroffen hatte: Mitleid haben und Karmaausgleich. Das Mädchen hat es ja auch nicht gerade leicht, muss immer Blockflöte spielen. Und ich habe als Kind ziemlich viel gesungen, möchte nicht wissen, wie das geklungen hat.«

»Mannomann, du quillst inzwischen ja schon über vor gutgemeinten Erkenntnissen«, sagt Annabelle.

»Vielleicht habe ich es zwischendurch auch etwas übertrieben«, überlege ich.

»Wann genau? Als du dir vor der Tür des Nachbarn auf den Kopf geklopft hast oder als du bei den anonymen Hypersensiblen eintreten wolltest?«, Annabelle wiegt den Kopf hin und her.

»Nein, du Scherzkeks. Ich meine zum Beispiel, als ich dachte, ich sei so verrückt, dass man mir meine Macken vielleicht sogar schon ansieht – und deshalb sogar bei einer Psycho-Physiognomikerin war.«

»Du warst bei einer was?«, fragt Annie.

»Bei einer Psycho-Physiognomikerin, nach unserem letzten Treffen. Ich habe euch bislang nichts davon erzählt, weil ich nicht so richtig weiß, was ich von dem, was sie gemacht hat, halten soll.«

»Ja, was genau hat sie denn gemacht?« Annie wird ungeduldig.

»Also, Psycho-Physiognomiker meinen einen Zusammenhang zwischen Aussehen und Verhalten erkennen zu können. Bevor ich Cilly Holle in Hamburg getroffen habe …«

»Cilly Holle, Frau Holle?«

»Ja, so heißt sie.«

»Ein märchenhafter Name für eine Frau mit märchenhafter Profession.« Annie setzt ein verrücktes Strahle-Lächeln auf.

»… also, bevor ich sie getroffen habe, dachte ich, es ginge um Attribute wie engstirnig oder spitznäsig.«

»Aber, um was ging es wirklich?«

»Es geht unter anderem um die Form der Augenbrauen, Dellen am Hinterkopf und die Ausprägung der Nase. Insgesamt soll es über 200 Merkmale im Gesicht und am

Schädel geben. Daran meint Frau Holle, das Wesen, die Stärken und Schwächen und die Herausforderungen eines Menschen erkennen zu können.«

»Und woher sollen diese Dellen und Beulen kommen?«, fragt Anke interessiert.

»Dort, wo viel Energie fließt, so meint man, wölben sich die Areale nach außen, wo wenig Energie fließt, entsteht eine Delle. Das ist eine Lehre, die schon 2000 vor Christus von den Chinesen erforscht wurde.«

»O nein, nicht schon wieder diese jahrtausendealten Praktiken!«, meint Annie genervt. »Nach Klopfakupressur nun also Psycho-Physiognomik. Warum meint nur alle Welt, dass alles, was richtig schön alt ist, auch gut ist. In der Antike wurde man zur Ader gelassen. Macht heute keiner mehr. Wissenschaftliche Belege gibt es natürlich auch nicht, oder?« Ich schüttele den Kopf.

»Wie bist du denn überhaupt auf jemanden gekommen, der so etwas macht?«, fragt Anke.

»Ich hatte diese Pressemitteilung mit dem Titel ›Es steht dir ins Gesicht geschrieben‹ noch in meiner Mailbox. Die ging wohl an viele Journalisten raus.« Bei meinem Besuch hatte Cilly Holle mich nicht nur von allen Seiten inspiziert, sondern meinen Schädel zum Teil auch abgetastet. Ich saß auf einem Stuhl vor ihr, sie ging um mich herum, schaute schräg von der Seite, lief von links nach rechts und sagte vielversprechend: »Mh, das ist spannend.«

»Für mich klingt das nach Goebbels und Rassenlehre im Dritten Reich. Daran glaubt doch niemand ernsthaft!« Annie regt sich weiter auf.

»Es gibt angeblich einige renommierte Konzerne, die auf diese Methode bei der Personalauswahl setzen.« Das habe ich in der »Zeit« gelesen. »Und im Manager Magazin fanden sie das Verfahren sogar ganz spannend.«

»Ihr Ohrläppchen gefällt mir nicht, wir können sie leider nicht einstellen. Mannomann.« Annie kann sich kaum beruhigen.

»Ich kann dazu nur sagen: Frau Holle ist eine bodenständige Person – mit einem Haus in Alsternähe und drei Kindern. Sie hat BWL studiert, anschließend sechs Jahre bei einer Unternehmensberatung gearbeitet.«

»Und, was hat sie dir nun auf den Kopf zugesagt?«, fragt Anke, die sicherlich auch Interesse an solch einer Sitzung hätte.

»Ich habe wohl eine ziemlich große Nase.«

»Ach, das war mir ja noch gar nicht aufgefallen …« Annabelle zwinkert in die Runde. »Frau Holle spricht generell recht sachlich über Köperteile, deren Ausprägungen einen möglicherweise eh schon beschäftigen. ›Sie haben eine ziemlich große Nase‹, meinte sie. Und: ›Was auffällt, ist die prägnante Nase.‹ Aber auch: ›Ihre Nase zieht Sie richtig nach vorn.‹ Oder: ›Für diese Nase brauchen Sie viel Kraft.‹ Und zum Schluss: ›Einen Höcker haben Sie da auch drauf.‹ Ich sah mich schon als weiblicher Thomas Gottschalk. Dafür habe ich aber wohl ein zart gehaltenes Kinn.«

»Dann bist du also eher ein weiblicher Mike Krüger«, meint Annabelle.

»Och, wie gemein.« Anke mimt die Mitfühlende, muss aber auch grinsen. Ich zitiere Cilly Holle weiter.

»Und dann die riesigen Augen, die auch noch weit auseinanderstehen – wie bei einem Fluchttier.« Hat Frau Holle einen erst mal optisch auseinandergenommen, braucht man allein deshalb schon eine Therapie.

»Und was hat sie sonst so herausgefunden?«, fragt Anke ehrlich interessiert.

»Mal sehen, an was ich mich sonst noch erinnere: Eine Beule an meinem Hinterkopf ist relativ stark ausgeprägt – mein Sinn für Vorsicht.«

»Das könnte ja die Autofahrangst sein«, überlegt Anke.

»Die Nase mit dem Höcker steht für viel Initiative und Tatkraft, ihr unregelmäßiger Verlauf und das schwache, untere Gesichtsdrittel bedeuten aber, dass ich nicht immer die Planmäßigkeit und auch nicht die Durchsetzungskraft habe, meine Vorhaben durchzuziehen. Und mit meinen großen Ohrmuscheln kann ich das Gras wachsen hören.«

»Na, beim Graswachsen würde man Frau Holle doch zustimmen.« Anke nickt.

»Aber deine Pläne ziehst du doch eigentlich durch. Also zum Beispiel deine Mission mackenfrei«, steigt jetzt auch Annabelle ein. Was Annie nur noch mehr ärgert.

»Also wirklich: Für mich klingt das nach Wahrsagerei. Man liegt automatisch bei ein paar Vermutungen richtig.«

»Am Ende ging es eh weniger um die Frage, wie mein Verhalten, mein Gesicht verändert hat, sondern darum, welche meiner Probleme angeboren sind und welche nicht.«

»Was macht denn das für einen Unterschied?«, fragt Annabelle.

»Cilly Holle meinte, dass wir bei angeborenen Eigenschaften nur eine gewisse Bandbreite haben, innerhalb derer wir uns ändern können.« Ich erzähle den Ans von Frau Holles ganz persönlichem Beispiel. Sie selbst könne nämlich überhaupt nicht gut rechnen – und das als Unternehmensberaterin. Weshalb sie immer versucht habe, ihre Zahlenschwäche, so gut es geht, zu vertuschen. Doch nachdem ihr ein Psycho-Physiognomiker erklärt hatte, das dort, wo der Sinn für Mathematik säße, bei ihr eine tiefe Delle sei, sagt sie nun ganz offen zu ihrer Tochter, die in der dritten Klasse ist, dass sie ihr bei den Rechenaufgaben leider nicht helfen kann.

»Das sind doch nur Ausreden, für Leute, die zu faul sind, sich in Bereichen, die ihnen weniger liegen, mehr Mühe zu geben«, sagt Annie.

»Ja, oder es ist die Einsicht, dass jeder Schwächen hat, zu denen er stehen sollte«, meint hingegen Anke. »Und wie sieht es da bei dir aus?«

»Die großen Ohrmuscheln, die großen Augen, das Fluchttier. Damit soll ich einfach besser leben lernen.«

»Also, nicht viel Neues von der Hokuspokus-Front«, urteilt Annie.

»Meine Ordnungspedanterie ist aber laut meinen Beulen und Dellen nicht angeboren. Ich bräuchte die nur für mein Selbstbewusstsein, gegen mein Unzufriedenheitsgefühl und weil ich überfordert bin. Eigentlich hätte ich nur den Wunsch nach innerer Ordnung. Und da ich in mir nicht aufräumen kann, mache ich es zwanghaft außen.«

»Frau Holle ist aber hart«, sagt Anke.

»Ach, ich habe mich in den vergangenen Wochen daran gewöhnt, dass man mir ständig meine Defizite vor den Latz knallt. Ich bin nicht gelassen genug, zu wenig fürsorglich und überfordert. So eine Mackenodyssee ist nicht ohne«, stelle ich abgeklärt fest und füge hinzu: »Aber zum Glück haben ja immer alle gleich eine Strategie für mich parat, die mir helfen soll, ein besserer Mensch zu werden.«

»Die Psycho-Physiognomikerin auch?«, fragt Anke.

»Ja, ich könnte zum Beispiel ein Coaching bei ihr machen. Auf Frau Holles Visitenkarte steht nämlich *Management-beratung*. Sie analysiert Gesichter und Köpfe, um einen danach passend zu dem, was sie gesehen und gefühlt hat, zu coachen.« »Ah, daher weht der Wind«, sagt Annie und schnippt mit dem Finger, wie Wickie, wenn er eine Eingebung hat.

»Auch wenn du jetzt nicht mehr auf Martins Rückkehr hinarbeitest: Du hast doch noch über drei Wochen Zeit für deine Super-Macken-Therapie«, rechnet Anke nach. »Du könntest also noch irgendwas ausprobieren. Du musst dir nur überlegen, auf was du Lust hast.«

Sie hat recht. Wo ich doch schon mal dabei bin. Ich denke nach und sage: »Hypnose.« Die Psychotherapeutin von der Uni Würzburg hatte bereits erwähnt, dass Hypnotherapie – was gleich ernstzunehmender klingt als Hypnose – auch bei Phobien helfen soll. Dabei konfrontiere man sich ja auch, eben nur im Unterbewusstsein. Und selbst der resolute Niedermeier hatte die Trance als Therapie gegen Zwänge nicht gleich verteufelt. In Einzelfällen habe es geholfen. Auch wenn ich immer dachte: Hypnose, damit bringt man doch Menschen dazu, wie ein Huhn zu gackern oder aufs Stichwort schlafwandlerisch jemanden zu erschießen, scheint sie wissenschaftlich doch anerkannt zu sein.

»Der Mann meiner Kollegin ist Hypnotherapeut«, sagt Annie.

»Ha, dann stehst du bald auf einem Bein und flatterst herum wie ein Huhn.« Annabelle hat anscheinend die gleichen Hypnose-Shows im Fernsehen gesehen wie ich.

»So ein Quatsch. Der betreibt das ernsthaft. Er ist Diplom-Psychologe und betreut vor allem Kinder und Jugendliche mit ADHS. Ich kann dir seine Nummer geben.«

Spannend fände ich das schon. Und auch ein bisschen aufregend.

»Ich denk drüber nach.«

»Und würdest du auch mal was ganz anderes ausprobieren?«, fragt Anke. Und ich ahne schon, dass es jetzt esoterisch wird.

»Kommt drauf an ...«

»Triff dich doch mal mit einem Schamanen.«

»O nein, komm! Das ist nicht dein Ernst!« Ein dreifacher Proteststurm bläst ihr entgegen. Doch Anke bleibt standfest.

»Ja, war mir klar, dass ihr jetzt so reagiert. Aber es gibt Dinge zwischen Himmel und Erde ...«

»Bitte!« Annie wendet sich ab, als hätte man ihr einen Teller Maden unter die Nase gehalten. »Wer macht denn so was?«

»Ich!«, antwortet Anke bestimmt. Und wir sind doch ein wenig überrascht darüber – auch von dem, was sie uns dann erzählt.

Vor einigen Jahren, als Anke noch in München gewohnt hat, und wir uns noch gar nicht kannten, litt sie unter Liebeskummer. So schlimm, dass sie – nachdem sie vor lauter Jammern zehn Kilo zugenommen und eine gute Freundin verloren hatte – Hilfe bei einem Schamanen suchte. Es war ein Freund ihrer Schwester, die ihm wohl nicht nur wegen seiner heilenden Kräfte verfallen war. Was genau er in den Sitzungen mit Anke gemacht hat, daran kann sie sich leider gar nicht mehr so richtig erinnern.

»Ich lag in einem abgedunkelten Zimmer, dann hat er etwas für mich Unverständliches gesprochen und mit Federn gearbeitet. Ich glaube, er hat mich in eine Art Trance versetzt und dann den Raum verlassen.« Das klingt jetzt weniger spektakulär, als wir drei erwartet haben. Die Enttäuschung scheint Anke uns anzusehen.

»Ich kann euch nur sagen, dass es mir nach den Sitzungen immer besser ging als davor.«

»Du warst aber nicht die ganze Zeit allein mit dem, oder?«, bringt Annie uns plötzlich auf ganz andere Gedanken.

»Nein, seine Assistentin hat immer im Nebenzimmer gewartet und mir Bescheid gesagt, wenn die Sitzung zu Ende war.« Anke denkt nach. »Einmal habe ich danach diese Assistentin gefragt, wer denn da die ganze Zeit so fürchterlich geweint habe.« Geweint? Wir drei schauen Anke verwundert an. »Und da hat sie gesagt: ›Na, Sie waren das. Außer uns ist doch niemand hier.‹« Wie gruselig!

»Ich denke nicht, dass ich allein in einem Zimmer liegen und weinen möchte, Anke.« »Du, überleg's dir. Ist bestimmt eine interessante Erfahrung für dich. Du hast ja nichts zu verlieren.«

»Außer ein paar Tränen«, entgegnet Annabelle.

»Und deinen gesunden Menschenverstand«, wettert Annie.

»Ich überleg's mir – ehrlich«, verspreche ich. »Aber egal, was noch kommt: Ich kann jetzt schon sagen, dass sich die Macken-Odyssee gelohnt hat. Allein das Auflisten der eigenen Marotten, dass man sich mal vor Augen führt, was die anderen an einem nervt. Sich klarzumachen, mit was man es da eigentlich zu tun hat, sich damit zu konfrontieren ...« – ich schweife ab und werde pathetisch. »Das ganze Leben ist doch eigentlich eine einzige Konfrontation.«

»Problem erkannt, Problem gebannt«, fasst Annabelle meine Ansprache in ihren Worten zusammen. Egal.

»Also, ich verspreche euch jetzt hoch und heilig: Ich werde euch beim nächsten Strandurlaub nicht mehr von einem Liegeplatz zum nächsten scheuchen – selbst wenn ich von lauten Radios und spielenden Kindern umzingelt bin.«

»Halleluja!«, ruft Annabelle.

Wir laufen zurück zum Parkhaus, wo der Mini brav auf uns wartet. Die beschwipsten Damen sind mir keine große Hilfe beim Ausparken. Sie benehmen sich so, als wäre ich Bertha Benz und würde das hier täglich machen. Vorsichtig setze ich zurück, suche nach dem Ausfahrtschild, fahre zur Rampe und langsam zum nächsten Stockwerk hinauf. Als mich plötzlich zwei grelle Lichter anstrahlen. Annabelle, die neben mir sitzt, dreht sich von ihren Plauderpartnerinnen auf der Rückbank wieder nach vorn.

»Mensch! Du bist die falsche Seite hochgefahren! Wir sind Geisterfahrer im Parkhaus!« O nein, jetzt nicht hysterisch werden.

»Alles klar, alles klar. Der hat uns gesehen«, sage ich so ruhig ich kann und gehe vom Gaspedal. Wir rollen langsam wieder zurück. Im Vorbeifahren zeigt mir der Mann im Auto gegenüber einen Vogel.

Wenigstens das mit dem Fahren wollte ich doch bis Martins Rückkehr im Griff haben. Vielleicht sollte ich ihn wirklich besser nicht vom Flughafen abholen.

# HYPNOSE AUßER KONTROLLE

So wie ich das beim Telefonat mit Thorsten, dem Mann von Annies Kollegin, verstehe, ist Hypnose eigentlich zu schön, um wahr zu sein. Denn Thorsten sagt: Wenn er jemanden in Trance versetzt, schaltet er dessen Bewusstsein aus, macht so die Tür zum Unterbewusstsein auf, hinterlässt dort Anweisungen – wie »nicht mehr rauchen«, »weniger Angst haben« – sogenannte Suggestionen – und macht die Tür wieder zu. Gut ist. Damit Thorsten das auch bei mir machen kann, soll ich ihm meine Probleme genau beschreiben.

»Daraus muss ich dann knackige Sätze formulieren, die ich in deinem Unterbewusstsein verankern möchte.«

Tür zum Unterbewusstsein auf, Suggestionen verankern, Tür zum Unterbewusstsein zu. Das klingt zunächst nach Zauberei – und dann auch noch nach Wunschkonzert. Denn Thorsten fragt mich: »Möchtest du lieber über Unordnung lachen können oder sie gar nicht erst sehen?«

»Es wäre toll«, sage ich, »wenn ich die Unordnung und auch Geräusche oder Bewegungen, die mich ärgern, nicht mehr wahrnehmen würde. Geht denn das?« Alexander meinte: Nein. Doch Thorsten sagt »klar« und schlägt vor, mir unter Hypnose auch noch mehr Selbstvertrauen zu geben.

»Okay, warum nicht.«

Unterbewusstsein auf, Selbstbewusstsein rein, Unterbewusstsein zu. Ich bin begeistert.

Hypnose scheint die Chance auf den Hauptgewinn zu sein, meine letzte Möglichkeit zur Totalgenesung. Mit ihr könnte ich meine Macken vielleicht doch noch komplett ausradieren, anstatt sie nur durch meditative Gelassenheit, rigoroses Stopp-Sagen, tiefe Bauchatmung und gecoachtes Am-Fluss-der-Gedanken-Sitzen erträglicher zu machen. Vielleicht ist sie die Lösung all meiner Probleme – und das auf den letzten Metern, bevor Martin in drei Wochen zurückkommt. Denn egal, ob ich die Macken nun nur noch für mich oder immer noch für ihn kuriere – mir reicht die ständige Selbstanalyse und Selbstverbesserung langsam – und nach 111 Tagen soll mit der Mission mackenfrei endgültig Schluss sein.

Bevor wir uns treffen, muss Thorsten allerdings noch zwei Sachen klären.

»Hast du Allergien? Heuschnupfen?«

»Nein, habe ich nicht.«

»Dann könnte es dir also gefallen, auf einer Wiese zu liegen …«, vermutet er richtig. »Hast du Höhenangst?«

»Ja, schon«, überlege ich.

»Ach, so richtig schlimm?«, fragt Thorsten so, als würde ihm das einen Strich durch die Rechnung machen. Also lenke ich ein.

»Auf einen Stuhl kann ich schon steigen.«

»Hm, wie sieht es mit einer Wolke aus? Wenn du auf der liegen und rauf und runter schweben würdest. Wäre das schön für dich?« Ich bin mir nicht sicher. »Das kannst du dir ja mal überlegen«, sagt Thorsten, wohl eher zu sich als zu mir. Am Ende unseres Telefonats will ich noch einmal genau wissen, was mich nun eigentlich erwartet.

»Ich kenne Hypnose nur aus Film und Fernsehen. Da schnipst jemand mit dem Finger, der andere sackt zusammen oder wird steif wie ein Brett und weiß danach nicht mehr, was mit ihm geschieht«, fasse ich mein rudimentäres Wissen zusammen. »Das, was du meinst, das ist Show-Hypnose. Ich bin Diplom-Psychologe. So etwas mache ich nicht.«

»Könntest du denn?«, frage ich.

»Wenn ich das üben würde, bestimmt.«

Dass Hypnose nicht nur Show ist, darüber ist man sich auch in Wissenschaftskreisen einig. Die Wirksamkeit von Hynotherapie ist erstaunlich gut belegt. Trance-Zustände wurden im Kernspintomograph und bei Messungen der elektrischen Aktivität des Gehirns klar nachgewiesen. Und Suggestionen, die nach der Hypnose wirksam sein sollen, sorgen tatsächlich dafür, dass sich die Informationsverarbeitung im Gehirn verändert. Erfolgreich eingesetzt wird Hypnose deshalb zum Beispiel bei der Behandlung von Phobien (wovon ja auch Carla Schiller von der Uni Würzburg sprach), Depressionen, Schlafstörungen oder chronischen Schmerzen.

Auch von den Krankenkassen hat Hypnose bereits einen Ritterschlag bekommen – sie wird in einer Therapie anerkannt und bezahlt. Weil ich aber keine Zeit habe, extra einen Antrag zu stellen, wird Thorsten mir 80 Euro pro Stunde in Rechnung stellen. Was mir die Sache wert ist. Denn wenn alles läuft, wie geplant, bin ich ja schon bald mackenfrei. Drei Sitzungen sollten wir machen, schlägt Thorsten vor. Jede Woche eine, dann sind wir kurz vor Martins Rückkehr damit durch. Für die erste sind wir ein paar Tage später verabredet. Falls ich bis dahin noch Fragen oder sogar Angst haben sollte, kann ich mich gern noch einmal bei ihm melden.

»Solange du mich nicht in ein Huhn verwandelst, mache ich mir keine Sorgen«, versichere ich ihm. Wir legen auf.

Weil Thorsten noch keine eigene Praxis hat, kommt er zu mir nach Hause. Recht sportlich nimmt der drahtige Mittdreißiger die Treppen bis in den vierten Stock. Er sieht aus wie Daniel Day-Lewis mit einem kleinen Anteil David Copperfield, trägt Kapuzenjacke, Kuriertasche und ein buntes Tuch mit Fransen, das er in Bali gekauft hat. Seine Sachen wirft Thorsten über einen Stuhl an unserem Esstisch, wo wir noch einmal in Ruhe reden wollen, bevor es zur Sache geht. Während des Gesprächs schweift mein Blick immer wieder ab, rüber zu Thorstens unschönem Klamottenhaufen. Mal sehen, wie lange mich das noch stört.

»Es gibt verschiedene Trancezustände«, erklärt Thorsten. »Je tiefer sie sind, umso mehr öffnet sich dein Unterbewusstsein. Du hinterfragst vieles nicht mehr, und ich kann verschiedene Sätze verankern, die dann nachwirken.« Ich höre fasziniert zu, als würde mir jemand gerade eine neue Welt erklären, von der ich nicht glauben kann, dass es sie gibt.

Wie intensiv solche Trancezustände sein können, beschreibt er mir, indem er von einer Erfahrung erzählt, die er selbst gemacht hat. Vor einigen Jahren lief Thorsten barfuss über glühende Kohlen. Davon, dass Leute das machen, hat man ja bereits gehört. Und schon immer habe ich mich gefragt: Okay, wenn man die Zähne zusammenbeißt, kann man es vielleicht aushalten, über heiße Kohlen zu sprinten, aber die Brandblasen an den Füßen müssen danach doch die Hölle sein.

»Nein, da hat man keine Brandblasen«, versichert Thorsten, was ich ihm nicht glauben kann. »Auch wenn dein Bewusstsein – sozusagen – ausgeschaltet ist, dein Körper muss doch auf die Verbrennungen reagieren.«

»Nein, das macht er nicht. Andersherum kannst du während einer Hypnose auch mit dem Finger den Arm des Hypnotisierten berühren und behaupten, dieser Finger sei brennend heiß, dann wird sich an dieser Stelle eine Brandblase bilden.« Faszinierend. Und am liebsten würde ich das gleich mal ausprobieren.

»Und wie komme ich überhaupt in Hypnose?«, frage ich. »Durch meine Stimme.«

»Das ist alles?« Kein Schnipsen, Stirn antippen, Anpusten? Thorsten schüttelt den Kopf. Jeder leite die Hypnose anders ein. Mönche gelangen durch meditative Ruhe, Derwische durch Aktivität in einen wachschlafähnlichen Zustand. Schamanen versetzen sich und andere durch Trommeln in Trance.

»Glaubst du denn an Schamanismus?«, frage ich den studierten Psychologen. »Schamanismus ist eine alte Tradition. Da wird schon was dran sein.«

Ich muss an den Schamanen denken, von dem Anke uns erzählt hat. Vor ein paar Tagen habe ich ihm eine Mail geschrieben. Er wohnt zwar in München, aber Anke meinte, er sei häufig in Berlin und Hamburg. Doch statt eines Termins schlug der Schamane mir erst einmal eine vierzehntägige Gruppenreise nach Brasilien vor, wo ein Medium meine sämtlichen Energien in eine höhere Schwingung bringen könnte. Kosten: knapp 1300 Euro – ohne Flug. Dann bekam ich prompt eine Facebook-Anfrage von ihm, was ich seltsam unmysteriös fand, irgendwie entzaubernd. Ich habe sie trotzdem bestätigt. Aus Neugier. Nun bin ich also offiziell mit einem Schamanen befreundet. Fast täglich postet er Lebensweisheiten und Bilder von Lichtwesen, Madonnen, Jesus, Herzen, Tauben, tanzenden Elfen, sich küssenden Engeln, genauso wie Artikel zu Themen wie »Backpulver gegen Krebs«. Da sind mir Thorsten und seine Hypnose lieber.

Wir legen los mit den Vorbereitungen, bauen im Wohnzimmer das perfekte Lager für mich. Auf jeden Fall soll ich liegen. Am besten auf der Couch. Ausgestreckt. Doch dafür ist sie ein wenig zu kurz. Meine Beine enden auf den Lehnen, weshalb Thorsten Kissen dazwischen schiebt.

»Nicht ganz perfekt«, sagt er, »müsste aber gehen.« Die Kissen an der Rückenlehne müssen jedoch weg. Das ist ihm wichtig. Neben das Ende, an dem mein Kopf liegen wird, stellt Thorsten einen Stuhl für sich auf. Wir holen die Musikanlage aus der Küche und stöpseln sein iPhone darin ein. Denn Musik sei hilfreich, meint Thorsten. Auch um Geräusche wie die vom Staubsauger des Nachbarn zu überdecken.

»Und wenn es nicht klappt?« Mir kommen zum ersten Mal Zweifel.

»Bislang habe ich alle meine Patienten in Hypnose bekommen«, sagt Thorsten siegessicher. Und um mich zu beruhigen: »Auf jeden Fall kannst du dich schon mal auf einen tiefen Entspannungszustand freuen. Das Schlimmste, was passieren kann, ist, dass nichts passiert – oder du einschläfst.« Dann gibt er noch letzte Anweisungen: »Versuche das, was ich sage, zu spüren und zu visualisieren. Höre nicht auf die Musik. Konzentriere dich auf meine Stimme.« Und dann soll es losgehen: Ich bin sehr gespannt. Ich vertraue ihm. Das wird toll.

»Schließ deine Augen«, sagt Thorsten.

»Hast du denn nicht so ein Pendel?« frage ich, denn das gehört laut meinem Filmwissen zu einer Hypnose dazu.

»Das Anstarren eines Objekts soll nur dabei helfen, dass die Augenmuskeln schneller ermüden. Das brauchen wir nicht.« Ich mache meine Augen also einfach so zu, und Thorsten fängt an zu sprechen. Ganz ruhig, ganz langsam, irgendwie überartikuliert. Ob man seine Stimme als Hypnotiseur auf die Frequenz Trance einstellt?

Er sagt, dass ich einen Waldweg entlanggehe. Also versuche ich, mir einen Waldweg vorzustellen und spaziere ihn entlang. Dann sagt er, ich würde eine Wiese sehen. Ah, die Wiese ohne Heuschnupfengefahr, denke ich, versuche mir eine Wiese vorzustellen – und gehe darauf. Dann sagt Thorsten: »Du läufst weiter den Weg entlang.«

Ach so, ich springe in Gedanken zurück auf den Weg. Er spricht weiter. Ich höre ihn umblättern, aha, er liest also ab – was mich irritiert. Und was ist das eigentlich für Musik? Auf keinen Fall ist das eine Panflöte, überlege ich. Vielleicht einfach eine Flöte.

O nein, ich konzentriere mich auf die Musik! Schnell zurück zu Thorstens Stimme. Ich stelle mir vor, wie ich mich ins Gras lege, so wie er es jetzt sagt. Dann bin ich ein Blatt, das vom Baum hinunterschwebt. Oder sehe ich das Blatt herunterschweben? Hoffentlich egal.

Dann soll mein Arm warm und schwer werden, dann der andere. Den ganzen Körper gehen wir so gemeinsam durch. Bis alles ganz warm und schwer sein sollte. Ist es aber nur zum Teil, denke ich, als Thorsten mir die Hand auf die Schulter legt. Dann sagt er etwas, das mich erschreckt.

»Wenn ich es dir sage, öffnest du die Augen und bist ansprechbar.« Mein Herz fängt an zu pochen. Sollte ich etwa schon in Trance sein? Ich bin doch noch hellwach. Was sag ich denn nur? Soll ich benommen schauen? Während ich noch überlege, sagt Thorsten: »Jetzt öffne die Augen. Wie fühlst du dich?« Ich vermute: »Ganz gut.« Dann darf ich die Augen zum Glück wieder schließen. Die Sätze, die folgen, sind überraschend schlicht. In der Art: »Wenn du Unordnung siehst, dann empfindest du sie nicht als störend« oder »Dir unangenehme Geräusche nimmst du nicht mehr wahr«. Ich hatte mir Suggestionen irgendwie griffiger vorgestellt – wie Mantren, die sich in mein Unterbewusstsein brennen: »Nicht sauber oder rein, gar nichts muss mehr ordentlich sein« oder vielleicht »Was ich nicht hören will, ist gar nicht da«.

Thorsten zählt mich schon wieder raus aus der nicht stattgefundenen Trance.

»Du warst ja ganz fit, als du mir geantwortet hast. So fit, das habe ich selten erlebt. Eigentlich noch nie.« Thorsten ist sichtlich überrascht von unserem Misserfolg. Es gibt fünf Stufen, ich war in der ersten. Wenn überhaupt. Wir setzen uns wieder an den Esstisch und schauen enttäuscht drein.

»Die physiologischen Dinge sind wichtig«, betont Thorsten. »Wärme und Schwere, hast du die erlebt?«, fragt er nach.

»Ich glaube schon«, schätze ich. Thorsten macht sich Notizen.

»Beim zweiten Versuch legst du die Beine nicht hoch. Und wir stellen die Heizung im Zimmer an.« Außerdem darf ich das nächste Mal länger auf der Wiese bleiben. Denn der Aufenthalt auf meiner Picknickdecke kam mir doch ein wenig zu kurz vor. Und ich bekomme einen Strand mit Wellenrauschen dazu – weil ich Wellenrauschen mag.

Nach einer Woche treffen wir uns wieder. Thorsten kommt mit der festen Absicht, dass es heute klappt, durch die Tür.

»Jetzt bringen wir dich in Hypnose!« Er wirft Jacke, Tasche, Schal über den Stuhl, was mir immer noch nicht gefällt, fragt, ob ich etwas gespürt hätte von den Suggestionen. Nein, habe ich nicht. Weshalb ich erst einmal seinen Klamottenhaufen ordentlich drapiere, während er auf der Toilette ist. Zudem fühle ich mich, ehrlich gesagt, auch noch unter Druck. Schon als Kind konnte ich »Auf die Plätze, fertig, los«-Disziplinen nicht leiden. Augen schließen!, Zuhören!, Hypnotisiert sein! gefällt mir auch nicht besser.

Wir gehen direkt ins Wohnzimmer. Diesmal lege ich mich aber nicht auf die Couch, ich habe eine längere Matratze besorgt und auf dem Boden ausgebreitet. Die Beine liegen also flach. Damit mir auch wirklich warm wird, decke ich mich zu. Es folgt der Weg zur Wiese, Thorsten führt mich ans Meer, wir überzeugen meinen Körper, möglichst warm und schwer zu werden. Und immer wenn ein abschweifender Gedanke kommt, versuche ich ihn schnell loszuwerden.

»Du hast eine zu intellektuelle Herangehensweise – du analysierst alles«, hatte Thorsten nach dem ersten Mal moniert. Nicht nachdenken. Über gar nichts. Es ist egal, ob das die gleiche Musik wie beim letzten Mal ist! Und dann kommt wieder diese Ansage: Augen öffnen, wenn er es sagt, antworten, wenn er etwas fragt. Mein Herz fängt wieder an schnell zu pochen.

»Wie fühlst du dich?« Und weil ich etwas anderes antworten möchte als beim letzten Mal, sage ich: »Weich und warm.«

Als wir durch sind, versucht Thorsten es möglichst positiv auszudrücken.

»Wir waren weiter als beim letzten Mal, würde ich sagen. Du hast eine leichte Trance gespürt, oder?«

»Vielleicht, ja, so ein bisschen«, versuche ich mitzuziehen. Doch Thorsten lässt sich nicht entmutigen, noch nicht.

»War es denn gut, dass dieses Mal noch das Meer dabei war?« Ja, fand ich schon. »Die Stimme klang angenehm?« Ja. Trotzdem hätte ich jetzt lieber jemanden, der mich mit einem Fingerschnippen zum Huhn macht.

»Ich will in Hypnose kommen«, sage ich und balle nachdrücklich meine Fäuste.

»Nicht wollen, das klingt so hart«, meint Thorsten: Wünschen sei das bessere Wort. »Ich glaube, wir sind auf einem guten Weg. Nächstes Mal klappt es«, meint er. Und ich wünsche mir das sehr.

Vor unserem letzten Versuch, will Thorsten es wirklich wissen. Er schickt eine E-Mail mit Anregungen: Mindestens zwei Stunden vor der Hypnose soll ich keinen Kaffee mehr trinken. Außerdem soll ich noch einmal darüber nachdenken, seit wann ich Probleme mit Überempfindlichkeit und Unordnung habe, und was wohl die Auslöser gewesen sein könnten. Wenn mir das nicht einfiele, könne ich mir auch vor dem Einschlafen wünschen, davon zu träumen. Ich habe also nachgedacht, mir Notizen gemacht – und tatsächlich ziemlich viel geträumt in der letzten Nacht. Ich kann mich aber leider kaum noch an etwas erinnern. Nur an einen alten Freund in Hamburg. Und an eine Kuh. Beides kann ich nur schlecht mit meinen Macken in Verbindung bringen. Ich denke eher, dass mir der Freund im Traum erschienen ist, weil wir nach langer Zeit mal wieder telefoniert haben. Und die Kuh hat sich vielleicht eingeschlichen, weil ich gerade versuche, keine Milch mehr zu trinken. Vermutungen.

Zum Schluss seiner Mail schrieb Thorsten: »Danach wirst du das erste Mal in eine tiefe Hypnose kommen.«

Am Versuchstag Nummer drei bin ich nervös. Schon den ganzen Vormittag über. Als müsste ich später etwas ganz Besonderes leisten. Ich weiß, dass das keine gute Voraussetzung für eine entspannte Hypnose ist. Aber was soll ich machen? Ich habe mir dieses Gefühl ja nicht ausgesucht. Ich probiere es mit Alexanders tiefen Atemzügen und ein bisschen kognitiver Überzeugungsarbeit: Was soll schon passieren? Wenn es nicht klappt, dann eben nicht. Pech.

Gefällt mir gar nicht, dieser Stress. Ich fange an, die ganze Wohnung aufzuräumen. Jetzt muss aber wirklich alles rechtwinklig liegen, sonst kann ich mich nicht entspannen, und wenn ich nicht entspannt bin, dann komme ich nicht in Hypnose. Und hoffentlich hindert uns nicht irgendein Geräusch aus der Nachbarwohnung am Trancezustand. Druck holt das Schlechteste aus meinen Macken heraus.

Um es kurz zu machen: Obwohl wir beim dritten Versuch vorher noch mal die möglichen Gründe für meine Macken durchgesprochen haben und Thorsten sogar ein gläsernes Pendel dabei hatte, das wie ein Vogelschnabel vor mir hin und her schwang: Nein, es hat wieder nicht geklappt. Es war sogar noch schlechter als das Mal zuvor, meint Thorsten. Und nach dem Hochzählen habe ich mich nicht einmal »erfrischt und voller Energie« gefühlt, sondern eher müde und matschig. Und das lag bestimmt nicht daran, dass Thorsten vergessen hatte, das Wellenrauschen einzubauen.

»Vielleicht gehörst du zu den ungefähr zehn Prozent der Bevölkerung, die sich nicht oder nur schwer hypnotisieren lassen«, überlegt Thorsten.

»Ja, vielleicht«, sage ich. Und denke: Verdammt, 400 Euro werden mich die fünf Stunden kosten – für nichts. Nur Stress und die Erkenntnis, dass ich mit Stress anscheinend nicht gut umgehen kann. Thorsten ist jedoch anderer Meinung.

»Die drei Termine, die wir hatten, waren in jedem Fall ein Erfolg für dich! Du hast zweimal eine leichte Trance und damit einen tieferen Entspannungszustand erreicht. Du hast es geschafft, Schwere und Wärme in deinem Körper zu produzieren und diese wahrzunehmen – durch deine eigene Vorstellungskraft!« Na prima. Da fragt man nach einer Macken-Vernichtung und bekommt Wärme, Schwere und Entspannung. Das war nicht mein Ziel. Dafür kann ich auch in die Sauna gehen.

Aus Thorstens Sicht gibt es nun zwei Möglichkeiten: Wir könnten weitermachen, oder ich könnte es mit einem anderen Therapeuten probieren, den er mir empfiehlt. Doch ich habe einfach nicht mehr die Zeit, die Geduld – und das Geld –, um noch ein bisschen herumzuprobieren. Der Countdown läuft: Nur noch fünf Tage, dann steht Martin am Flughafen.

# SCHAMANISCHE SEELENSUCHE

Meine letzte Hoffnung auf spontane Komplettheilung ist also geplatzt. Was fange ich nun an mit den verbleibenden Tagen vor Martins Rückkehr? Wenn ich einmal Revue passieren lasse, was ich jetzt schon alles ausprobiert habe, dann kann man mir zumindest keine Untätigkeit vorwerfen. Da wären Coaching, die Akzeptanz- und Commitmenttherapie, Psycho-Physiognomik, systematische Desensibilisierung, der Besuch einer Selbsthilfegruppe, drei Hypnose-Versuche, verschiedene Meditationsarten wie Achtsamkeitsbasierte Stressreduktion, Klopfakupressur, Qigong, Stopp-Therapie, Konfrontation in der virtuellen Realität, Konfrontation in der realen Realität – das ist doch ganz ordentlich für 107 Tage, die ich jetzt bereits hinter mir habe. Und auch wenn es mehr Versprechungen gab, als gehalten wurden, kann ich sagen: Hat mich alles irgendwie weitergebracht. Trotzdem bin ich verdammt froh, wenn das Ganze endlich vorbei ist. Sich ständig das eigene Selbstbild zerkratzen zu lassen, wie eine Autokarosse, an der jeder mal seinen Schlüssel entlangziehen darf. Ich meine, den Selbstverbesserungsstress sogar im Nacken zu spüren. Ich bin völlig verspannt.

In vier Tagen soll also Schluss sein mit dem Projekt mackenfrei. Soll ich vorher vielleicht noch schnell einen Schamanen treffen? Allein schon aus Neugier, und weil ich meinem spirituellen Ich doch etwas mehr Auslauf geben wollte. Mein neuer Facebook-Freund aus München, den Anke empfohlen hatte, soll es allerdings nicht sein. Nachdem ich von ihm keinen Vorschlag für ein Treffen bekommen hatte, sondern nur noch Einladungen zu mystischen Balireisen und Schamanenausbildungen auf Ibiza, habe ich im Internet nach lokalen Alternativen gesucht.

Ich weiß natürlich, dass das eigentlich verrückt klingt, aber ich dachte ja auch zunächst, Hypnose sei eine skurrile Sache. Und anscheinend finden viele Menschen übersinnliche Fähigkeiten nicht so absurd wie ich. Eine ehemalige Kollegin postete kürzlich auf Facebook: »Ich suche nach einem Medium. Kann jemand eins empfehlen?« Mehrere Freunde haben ihr geantwortet. Und nur einer war sarkastisch: »Sollte dir der Name nicht übersinnlich zugetragen werden?«

Ein Medium ist zwar kein Schamane, und die Kollegin lebt in Los Angeles, wo man ja vielen Dingen gegenüber aufgeschlossener sein mag. Aber auch in Berlin sind Schamanen offenbar keine Ausnahmeerscheinung. Auf dem Empfehlungsportal Qype lese ich die Besprechungen über einige Heilpraktiker, die schamanisch arbeiten. Und die Einträge sind fast durchweg positiv: »Hier bekomme ich Lösungen, die ich nicht mehr erwartet hatte« oder »Mir ging es direkt nach der Behandlung besser, und die positiven Veränderungen sind im vollen Gange« liest man dort. Außerdem bin ich im Internet auf das »Schamanische Zentrum Berlin« gestoßen. Doch meine Mail mit dem Betreff »persönlicher Gesprächstermin« wurde nicht beantwortet. Und immer wenn ich deren Telefonnummer anrufe, bekomme ich die Ansage: »Der gewünschte Teilnehmer ist leider zurzeit nicht erreichbar.« Vielleicht tritt man auf einem ganz anderen Weg, den ich gar nicht kenne, mit Schamanen in Kontakt.

Letztendlich gefiel mir die Website von Marina Wörner am besten. Dort steht nicht nur, was sie macht, sondern auch ein Lebenslauf und die Preisliste. Eine Stunde kostet 60 Euro. Ich habe ihr also eine Mail geschickt – und prompt Antwort bekommen. Sie hat spontan Zeit. Einen Tag vor Martins Rückkehr wollen wir uns treffen. Und ich denke, ich werde tatsächlich hingehen.

Zwei Stunden soll das Treffen mit Marina Wörner dauern. Und um zu großen Enttäuschungen vorzubeugen: Ein Heilversprechen gibt sie nicht. Doch ich habe nichts zu verlieren. Schon gar keine Zeit. Und nach der Schamanensitzung kann ich dann wirklich sagen: Ich habe alles versucht.

Marina, eine Frau mit Lockenkopf, in rosa Jeans und Kapuzenjacke, begrüßt mich gemeinsam mit ihrem Hund an der Tür.

»Wie heißt der denn?«, frage ich.

»Ambrosia«, sagt sie. Mein spirituelles Ich bleibt erst mal an der kurzen Leine: Tttzzz, Ambrosia, denke ich. War ja klar, dass dieser Mischling nicht einfach Bello heißen kann.

»Interessanter Name«, sage ich so freundlich, wie es geht. Doch wahrscheinlich braucht man keine hellseherischen Fähigkeiten, um meine Überheblichkeit herauszuhören.

»Den Namen hatte der Hund schon, als ich ihn bekommen habe«, erklärt Marina. Okay, ich werde es jetzt mit mehr Offenheit versuchen. Viel Spaß, spirituelles Ich, genieß den Auslauf.

Im Flur der Naturheilpraxis steht ein Korb mit dicken Stricksocken. In Berliner Altbauwohnungen zieht es ja gern mal. Ich soll die Schuhe an der Tür stehen lassen und mir ein Paar nehmen. Wir gehen in Marinas Zimmer und setzen uns in zwei Korbsessel, die an einem kleinen Tisch stehen. Marina zieht ihre ebenfalls wollbesockten Füße auf den Sessel zum Schneidersitz. Ich schlage meine Beine über und erzähle ihr bei einem Glas Wasser erst einmal von meiner Hochsensibilität.

»Jeder hat doch bestimmt Geräusche, die ihn stören.« Marina gibt sich verständnisvoll. Doch so richtig mitfühlend wird sie, als ich von meiner Ordnungsmacke berichte. Schon beim Wort »Ordnungsmacke« nickt sie heftig. Also falle ich gleich mal mit den Türmatten ins Haus.

»Ja, das kenne ich!«, sagt Marina und lacht. »Die schiebe ich auch ganz oft mit dem Fuß zurecht, lustig.« Ich schaue mich um: Alles sehr aufgeräumt hier. Nur die Mischung der Utensilien ist thematisch etwas wirr. Zwischen den vielen brennenden Kerzen liegen Federn, stehen ein Buddha und zwei Marienfiguren (»Ich mag das Mütterliche«), ein Traumfänger hängt am Fenster. Das Beste aus allen Welten, ein bisschen wie Coach Alexanders bunte Methodenmix-Strategie.

»Kannst du es auch nicht leiden, wenn große Bücher auf kleinen liegen?«, frage ich – und wenn sie jetzt ja sagt, dann müssen wir zusammenziehen, heiraten, eine Familie gründen.

»Nein, das stört mich nicht so, aber wenn ich den Schreibtisch meines Freundes sehe, da könnte ich manchmal durchdrehen. Dieses Chaos!«, antwortet sie und simuliert, wie sie diesen Mann einmal kräftig durchschüttelt. »Wenn er einfach nicht versteht, wie wichtig

einem Ordnung ist. Wir geraten da ständig aneinander.«
»Genau! Warum können diese Messies nicht mal auf uns
Rücksicht nehmen?«, sage ich übertrieben aufgebracht.
Ha, die Frau versteht mich. Obwohl ich natürlich sagen
muss, dass Martin seinen Schreibtisch ordentlich hält.
Für mich. Damit ich mich nicht darüber ärgern muss. Ein
guter Mann, der Martin. Bevor ich zu sentimental werde,
frage ich Marina: »Wie bist du eigentlich zum Schamanismus gekommen?« und erhoffe mir eine – so gut es geht –
bodenständige Antwort. Die ich auch bekomme.

»Ich bin katholisch getauft worden. Aber mir war
ziemlich früh schon klar, was das für ein Saftladen ist.«
Ich mache es mir gemütlich, indem ich auch ein Bein auf
den Sessel ziehe. »Schon als Kind habe ich viel über In-
dianer gelesen und mitgelitten, wenn beschrieben wurde,
wie die Spanier versucht haben, sie zu missionieren«, erzählt Marina weiter. Doch die Ausbildung zur Schamanin
machte sie erst viel später, nachdem sie studiert, zwei
Berufe ausprobiert und ihre Heilpraktikerprüfung abgelegt hatte.

»An was glaubst *du* denn?«, fragt sie mich.

»Ich bin evangelisch getauft, aber ich denke, ich bin am
ehesten Atheist. Aber auch nicht immer«, fasse ich meine
religiöse Gesinnung etwas ungeschickt zusammen.

»Ach, dann glaubst du auch gar nicht an frühere Leben?« Marina legt den Kopf schief und zieht ihre dunklen
Augenbrauen zusammen. Wenn ich jetzt Nein sage, dann
ergibt mein Besuch für sie wahrscheinlich gar keinen
Sinn. Also sage ich: »Ich weiß nicht, was ich glauben soll.«
Marina schaut immer noch skeptisch, macht dann aber
weiter mit ihrem Programm.

Zu dem zunächst einmal ein Stapel Karten gehört, der

bereits auf dem Tisch liegt. Marina erklärt: »Ich stelle dir jetzt eine Frage, dann ziehst du eine Karte und sagst mir, was dir dazu einfällt.« Eine dieser Fragen lautet zum Beispiel: »Was steckt dahinter?« Auf meiner Karte ist die Rückbank eines Wagens zu sehen. Darüber steht »Dumm«.

»Vielleicht meine Fahrangst?« Ich erzähle Marina, warum ich 19 Jahre lang kein Auto gefahren bin und wie ich das geändert habe. Doch sie sagt: »Nein, ich glaube nicht, dass das gemeint ist, sondern: Du sitzt nicht auf dem Fahrersitz. Jemand oder etwas kontrolliert dich.« Eine andere Frage lautet: »Was kannst du tun?« Auf der Karte ist ein Handtuch zu sehen, das ausgewrungen wird, dazu das Wort »Vater«. Ich habe keine Idee. Marina fängt daher an: »Vielleicht geht es um etwas, das einer Generation vor dir widerfahren ist.« Klingt für mich nach systemischer Familienaufstellung. Zumindest habe ich das in meinem Buch »Psychologie für Dummies« so verstanden. Wir reden über meinen Vater und seine unerfüllten Träume. Wie oft hat man dazu schon die Möglichkeit?

Auf die Frage nach meiner Beziehung zu Martin ziehe ich eine Karte auf der »ausgelassen« steht und Ameisen zu sehen sind.

»Ich muss an der Beziehung arbeiten?«, starte ich einen Erklärungsversuch. Marina sieht es anders.

»Ich denke eher, Ameisen müssen immer tun, was man von ihnen verlangt.« Dazu fällt mir ein, dass meine Macken mich oft zur nervigen Bestimmerin machen – das hatten ja auch der Zwang-Experte und die Paartherapeutin gesagt. So geht es noch ein paar Fragen weiter. Ich fühle mich wie beim Kaffeeklatsch mit einer strengen Freundin.

Dann geht es los mit der Hauptattraktion unserer Sitzung: Die schamanische Reise. Ich soll mich auf den Boden legen, wo ein dicker Teppich die Wand hochkriecht und auf halber Höhe festgenagelt wurde. Ich schließe die Augen, Marina deckt mich zu. »Was muss ich denn jetzt machen?«, frage ich nervös. Ein kleines Thorsten-Trauma. »Nichts«, sagt sie. Denn Marina muss ja in Trance kommen, nicht ich. So habe ich das zumindest verstanden. Während ich tatenlos auf dem Boden liege, reist sie für mich ins Jenseits. Dafür versetzt sie sich – unter anderem durch monotones Trommeln – in einen Trancezustand, um »aktuelle Themen zu sehen und zu bearbeiten«, wie sie sagt. Dann stellt sie einen – wie ich finde für eine Schamanin recht ungewöhnlichen – Vergleich an.

»Unsere Geschichte, auch die aus unseren früheren Leben, ist in unseren Zellen abgespeichert, wie auf einer Festplatte. Aber wir haben die Möglichkeit, Programme neu zu schreiben, ein Update unserer Verhaltensmuster zu machen.« Muster, die uns als Kind vielleicht geschützt hätten, seien oft veraltet. Wie genau sie das machen will, weiß ich noch nicht. Aber die Sache mit den Strategien, die in unserer Kindheit funktioniert haben, heute jedoch nicht mehr, klingt sehr nach Alexander und seiner inneren Dreijährigen mit Todesangst.

Ich liege also regungslos auf am Boden und lasse Marina machen. Als ich ein Rasseln höre, öffne ich meine Augen noch einmal einen Spalt. Die Schamanin hat tatsächlich eine Rassel in der Hand und dreht sich damit in verschiedene Richtungen. Auf einem kleinen Teller verbrennt sie etwas. Den Rauch verteilt sie mit Federn. Dann setzt sie sich auf ein Kissen. Ich schließe die Augen, als sie anfängt mit einem Schlegel ihre Trommel, die sie wie eine große Familienpizza auf der Hand trägt, zu bearbeiten. Während der monotone Rhythmus anhält, zucke ich ab und zu, so wie man manchmal zuckt, kurz bevor man einschläft. Ist das Trance? Dann hört Marina auf zu trommeln. Schade, ich hatte mich an das Geräusch gewöhnt. Zum Abschluss atmet sie direkt über mir vier Mal schwer ein, packt meine Füße aus der Decke aus und zieht daran, hält sie fest.

Dann ist der Spuk vorbei. Ich setze mich wieder auf und Marina sagt, sie habe Seelenanteile gefunden – und zurückgebracht.

»Im Schamanismus geht man davon aus, dass Menschen im Laufe ihres Lebens durch Schicksalsschläge Anteile ihrer Seele verlieren, damit der Rest der Seele überleben kann«, erklärt sie. Ein Psychotherapeut würde wohl von verdrängten Erinnerungen sprechen. »Diese verlorenen Seelenanteile hinterlassen eine Leere, die viele als solche wahrnehmen und versuchen, sie zu füllen – mit Süchten, Depressionen, Ablenkung …« Und vielleicht auch mit Macken?

Die Anteile, die Marina gefunden haben will, stammen aus der Zeit, als ich ungefähr vier, zwölf, 15 oder 16 Jahre und Ende 20 war.

»Da muss etwas Einschneidendes in deinem Leben passiert sein«, vermutet sie. Da ich kein Tagebuch geführt habe, kann ich mit den Altersangaben wenig anfangen. Ich überlege. Ich mutmaße – und merke: Im Endeffekt machen wir hier eine Gesprächstherapie (mit mystischem Beiwerk), bei der ich mich auf eine Art Spurensuche begebe: Wann ist mir mal etwas nachhaltig Schlechtes im Leben passiert. Wie schon bei den Karten hört Marina mir dabei zu. Ratschläge gibt sie keine. Nicht ein einziges Mal. Weshalb ich mich wundere, worauf mein Gerede letztendlich wohl hinauslaufen soll.

»Und jetzt?«, frage ich. Marina schaut mich milde lächelnd an: Während der schamanischen Reise habe sie die Geister und Ahnen kontaktiert, sie beschwört und ihre Bitten erfüllt. Dafür bekäme ich nun Gegenleistungen. Ein Deal in meinem Sinne. Sie hat ihre Arbeit anscheinend schon erledigt und kann sich zurücklehnen. Mein Krafttier hat Marina auch gesehen. Es ist der Rote Panda. Ich verstehe zunächst roter Panther, womit ich mehr hätte anfangen können. Denn was zum Teufel ist ein Roter Panda? Und wozu hat man überhaupt so ein Krafttier? Man könne Kontakt zu ihm aufbauen, meint Marina. Möglicherweise profitiere man von seinen Stärken und Schwächen. Welche genau das sind, soll ich mir mal im Internet anschauen.

Und, falls es mich interessiere: In einem meiner früheren Leben sei ich eine Kräuterfrau, vielleicht sogar eine Kräuterhexe gewesen. Auf einem Markt hat sie mich gesehen, da sei ich schwanger gewesen. Und bei der Geburt dieses Kindes bin ich leider gestorben. Das ist dann doch ein bisschen viel für mein kleines, spirituelles Ich, das ja gerade erst versucht, seine ersten Schritte zu machen. Ich nehme diese Informationen also einfach mal so hin.

Und denke: Wenn man es genau nimmt, ist die Sache mit den Krafttieren und den früheren Leben auch nicht abwegiger als zu behaupten, da säße ein Mann mit langem Bart im Himmel, der einen erhört, wenn man seine Hände faltet und zu ihm spricht. Und dazu muss man nicht einmal in Trance sein. Schamanismus ist die älteste Form religiösen Denkens. Eine Glaubensvorstellung. Genau wie das Christentum. Und wenn man zu Gott oder Rosenkränze betet, ist die Wahrscheinlichkeit auf Erfolg genauso groß, wie die Verhandlungen zwischen Schamane, Krafttier und Geistern. Warum sollte ein Glaube Berge besser versetzen können als der andere?

Plötzlich flackert das Licht der Stehlampe neben mir auf.

»Das sind meine Geister«, sagt Marina. Ich versuche in ihrem Gesicht zu lesen, wie sie das genau meint. Sie kneift die Augen zusammen und sagt: »Oder vielleicht auch einfach die Stromleitungen.« Sie grinst. Marina hat anscheinend gemerkt, dass ich mein spirituelles Ich nicht oft rauslasse. Und sie scheint auf Wunsch eine gesunde Distanz zu den übernatürlichen Dingen einnehmen zu können.

Zum Abschluss gibt Marina mir einen rosafarbenen Stein. An einer Seite ist er aufgeschnitten, man sieht, dass er innen hohl ist und glitzert.

»Eine Feengrotte, so würde man solch einen Stein wohl nennen«, sagt Marina. Darin stecken nun meine verlorenen Seelenanteile und mein Krafttier. »Du kannst den Stein bei dir tragen. Dann ist er, wissenschaftlich betrachtet, eine Art Aufmerksamkeitsübung.« Und sollte ich ihn irgendwann verlieren, dann würde ich ihn auch nicht mehr brauchen.

Sie und Ambrosia bringen mich zur Tür und verabschieden mich. Marina fragt nicht, ob ich noch einmal wiederkommen möchte. Bei 120 Euro pro Treffen kann ich mir diese netten Gespräche auch gar nicht ständig leisten.

Ich bin angenehm entspannt, als ich die Straße hinunterlaufe. Ich meine sogar, dass mein Nacken sich nicht mehr so verkrampft anfühlt. Wahrscheinlich hat das weniger mit meinem Krafttier oder den Geistern im Jenseits zu tun, sondern eher damit, dass Schamanen gute Zuhörer mit gemütlichen Teppichen sind. Außerdem hat Marina mir bei einer Entscheidung geholfen: Morgen hole ich Martin ab! Nicht nur, dass er im Gegensatz zu Marinas

Mann seinen Schreibtisch aufräumt. Er ist immer noch der Erste, dem ich sofort erzählen will, dass ich bei einer Schamanin war.

# DIE RÜCKKEHR

Zum Glück muss ich heute nicht mitten in der Nacht zum Flughafen – so wie vor knapp vier Monaten bei Martins Abreise nach Sydney. Der Flieger landet erst um 13 Uhr. Ich hatte also den ganzen Vormittag Zeit, mir zu überlegen, wie ich am besten fahren soll (Google Maps sei Dank), was ich anziehen will (nicht zu schick, aber auch dem Anlass würdig) und wie ich ihn nach all der Zeit und unserem Streit begrüßen soll (ich schwanke noch zwischen einem demonstrativ schmollendem und einem nur leicht reserviertem Hallo). Trotzdem bin ich ziemlich früh dran, als ich das Treppenhaus hinuntergehe.

Ich fühle mich, als würde es heute Zeugnisse geben. Denn auch wenn ich mich ja eigentlich nur noch für mich bessern wollte, bekommt Martin heute das Ergebnis von 111 Tagen Therapie präsentiert. Welche Noten ich wohl in den einzelnen Mackenfächern verdiene? Mit allem, was besser als »ungenügend« ist, kann ich leben. Die Fußmatten, an denen ich jetzt tatenlos vorbeilaufe, habe ich, ehrlich gesagt, in den letzten Tagen wieder häufiger zurechtgeschoben, hatte aber dabei wenigstens immer das Gefühl, ich müsste es nicht unbedingt machen. Wahrscheinlich ist das die gleiche Ausrede, die ein Alkoholiker benutzt, der weitertrinkt, weil er meint, jederzeit aufhören zu können. Aber zum Glück zerstöre ich durchs Mattenrücken nicht meine Gehirnzellen – und mein Leben. Zumindest heute werde ich mich beherrschen. Immer schön Ruhe bewahren und Stopp sagen. Note Zwangkontrolle: ausreichend.

Unten angekommen, hole ich noch schnell die Post aus dem Briefkasten: Rechnung, Werbung, Rechnung – und ein Umschlag, den der Briefträger gerade so durch den Schlitz gepresst haben muss. Kein Absender. Ich reiße ihn auf. Es ist ein kleines Buch: »Kunst aufräumen« heißt es. Davon habe ich schon gehört. Beim Durchblättern wird mir das Prinzip des Bildbandes wieder bewusst. Links ein Gemälde von Klee, Mondrian oder Picasso, rechts die einzelnen Teile des Werks, die neu arrangiert wurden – ganz ordentlich. Im Buch finde ich auch eine Widmung:

»*Manche verwandeln ihren Ordnungszwang sogar
in Geld.
Lass Dir bloß von niemandem die Macken klein-,
aus- oder doofreden. Wir mögen dich. So wie du bist.
Und wenn du dich ein bisschen bessern konntest:
Gut für dich, gut für Martin, gut für uns.
Herzlich, entspannt und aufgeräumt,
Anke, Annie und Annabelle.*«

Ich bin ehrlich gerührt, wische mir eine Träne aus dem Auge, stecke das Buch in meine Handtasche und suche einen Carsharing-Mini. Zwei Straßen entfernt hat jemand einen geparkt. Als ich die Karte für den Wagen aus meiner Manteltasche hole, fühle ich auch den kleinen rosa Stein, den Marina mir gestern geschenkt hat. Nach dem, was ich im Internet herausgefunden habe, ist es eine Druse, ein unvollständig mit Kristallansammlungen gefüllter Hohlraum. Optisch sicherlich die perfekte Hülle für Seelenanteile und Krafttiere. Über den Roten Panda habe ich mich gestern auch noch schlau gemacht. Er sieht aus wie ein schlanker, roter Waschbär, den man sofort in ein Kuscheltier verwandeln und mit ins Bett nehmen möchte. Über seine Stärken habe ich sonst nicht allzu viel gefunden. Er ist wohl ein guter Kletterer, friedliebend und legt wert auf Körperhygiene – ist aber auch vom Aussterben bedroht. Was fange ich jetzt mit diesen Informationen an? Soll der Rote Panda dabei helfen, wendig, sauber und ruhig zu bleiben? Mal schauen, ob mich das Wissen über dieses Tier und meine angebliche Verbindung zu ihm irgendwann im Leben noch einmal weiterbringt. Ich hoffe doch.

Ich parke souverän aus, meistere das Linksabbiegen auf der sechsspurigen Kreuzung und finde sofort den Scheibenwischer, als es anfängt zu nieseln. An der vierten Ampel traue ich mich sogar das Radio anzuschalten. Autofahren: Eine glatte 2, würde ich sagen. Vielleicht sogar eine 2+. In Tegel zu parken ist zum Glück auch ein Kinderspiel. Ich stehe also zu früh am Gate. Note in Pünktlichkeit: Sehr gut. Ich warte. Martin und ich haben seit unserem Telefon-Streit vor vier Wochen nicht mehr gesprochen. Aber vorgestern kam eine Mail: »Stress dich nicht. Ich nehme am Samstag ein Taxi nach Hause. Ich freu mich, wenn du dann da bist.« Es ist mir schwergefallen, darauf nur: »Okay. Ich werde zu Hause sein« zu antworten.

Ich habe ein flaues Gefühl im Magen. Vier Monate. Wie Martin wohl aussieht? Nach über 24 Stunden unterwegs wahrscheinlich vor allem zerknautscht. Als er aus Berlin losgeflogen war, herrschte bei uns Spätsommer, dort Frühlingsanfang. Knackig braun wie ein Surfer vom Bondi Beach wird er also nicht sein. Während ich weiter über ihn nachdenke, kommt er auch schon durch die Schiebetür. Kapuzenjacke, Cargohose, ein bisschen Farbe hat er doch bekommen. Gut sieht er aus.

Obwohl Martin mich nicht erwarten dürfte, schaut er suchend in die kleine Runde aus Männern mit Blumensträußen, herumrennenden Kindern und strahlenden Frauen. Als er mich sieht, strahlt auch er.

»Hallo, du bist ja doch da!« Ich habe mich spontan gegen das Schmollen und Zurückhalten entschieden und lasse meinem Grinsen freien Lauf.

»Auch noch pünktlich«, füge ich hinzu. Martin nickt beeindruckt. Wir nehmen uns in den Arm, drücken uns lange. Endlich küsst er mich. Richtig. Nicht so wie bei unserem Abschied. Martin schiebt den Gepäckwagen mit einer Hand und greift mit der anderen meine. So laufen wir zum Auto. Das fühlt sich doch ganz vertraut an. Trotzdem steht das Mackenthema zwischen uns. Wir scheinen eine stumme Absprache zu haben: Lass es uns nicht ansprechen und die Stimmung damit kaputt machen. Aber dann materialisiert es sich direkt vor uns. Wir sind am Miet-Mini angekommen.

»Um mich abzuholen, hättest du wirklich gern meinen Wagen nehmen können.«

»Ich weiß«, sage ich. »Aber ich habe mich an den Mini gewöhnt. Wir sind ein gutes Team – und werden dich jetzt sicher nach Hause bringen.«

»Du fährst jetzt also wirklich wieder selbst?«

»Ja«, sage ich, nicke und strecke mein Kinn stolz nach oben. Wir steigen ein und zum Glück sagt Martin nicht »Gut machst du das!« oder »Hier musst du rausfahren« oder »Du kannst auch früher schalten«. Er beobachtet mich nur. Das macht mich zwar nervös, aber ich habe ja diesmal die Sache im Griff. Und als wir das Flughafengelände verlassen haben, sprechen wir nur über angenehme Lappalien: Martins Flug, dass wir mal zusammen nach Sydney müssen, dass wir heute Abend zum Japaner wollen. Und doch ist da was zwischen uns …

Direkt vor der Haustür finde ich einen Parkplatz, der recht klein ist, weshalb ich kurz zögere. Martin fragt sofort: »Soll ich einparken?«

»Nein«, sage ich und merke wie Ärger in mir hochkommt. »Ich brauche nicht ständig bei allem deine Hilfe. Ich schaffe das schon.« Zumindest hoffe ich das. Martin sagt nichts mehr. Zwei Anläufe brauche ich zwar, doch dann steht der Wagen in der Lücke.

Martin hievt den Koffer die Treppe hoch. Ich gehe voran, sehe die Matten und denke: Immer schön Ruhe bewahren und Stopp sagen. Auf einem Absatz müssen wir kurz Pause machen. Der Koffer ist in Sydney anscheinend nicht leichter geworden. Martin nickt in Richtung eines Fußabtreters.

»Und wie geht's deinem Ordnungsfimmel?«

»Ganz gut«, sage ich und will schnell weitergehen. Doch Martin nimmt meine Hand, hält sie fest und schaut mich an: »Dass du so penibel mit deiner Ordnung bist, stört mich gar nicht so sehr. Solange ich nicht mitmachen muss und du mich nicht wegen Rumräumarbeiten warten lässt.«

»Alles klar«, sage ich und gebe ihm einen Kuss auf den leicht verschwitzten Hals.

»Du kannst die Matten also ruhig geradelegen, wenn dir jetzt danach ist«, sagt er und nickt mir aufmunternd zu. Ich will aber gar nicht.

Endlich in der Wohnung, geht Martin erst einmal ins Bad. Als er frisch geduscht und umgezogen wieder herauskommt, kramt er eine kleine Schachtel und einen Umschlag aus der Tasche.

»Ich habe dir was mitgebracht.« Ich mache die Schachtel auf. Darin liegt ein Stein. Er ist poliert und glänzt in allen Farben, als sei er mit einer Seifenblase überzogen.

»Der ist super schön«, sage ich und frage mich, warum mir in letzter Zeit ständig Steine geschenkt werden.

»Das ist ein Opal«, erklärt Martin. »Ich fand ihn aber einfach passend für dich.« Hätte mich auch gewundert, wenn er sich dabei jetzt nichts gedacht hätte. »Jeder Opal ist einmalig«, erklärt er und hält den Stein ins Licht, der dadurch sein Farbenspiel verändert. »Er hat so seine Eigenarten, die ihn erst zu etwas Besonderem machen.« Martin zwinkert mir übertrieben zu. Na, dann mach mal Platz, Feengrotte, wenn ich einen Stein in meiner Manteltasche tragen werde, dann natürlich diesen hier.

»Aber wichtiger ist der Umschlag«, sagt Martin und reicht ihn mir. Ich hole einen Zettel heraus, darauf Martins Handschrift.

»Was ist das?«, frage ich.

»Das ist eine Liste *meiner* Macken.«

»Was? So viele hast du?« Auf dem Zettel stehen bestimmt zehn Punkte. Dass auch Martin Eigenarten hat, ist natürlich nicht so verwunderlich. Nur habe ich mir darüber bislang kaum Gedanken gemacht. Er jetzt anscheinend schon.

Wir setzen uns an den Tisch und gehen seine Macken gemeinsam durch. Die meisten können wir unter »stört mich nicht« abhaken. So wie Martins Kirmesfahrzeug-Phobie. Die hatte ich schon wieder völlig vergessen. Ich weiß davon auch nur, weil ich mit ihm auf dem Hamburger Dom mal in den »Tornado« steigen wollte. Keine Chance.

Nicht dass ihm davon schlecht würde. Nein, er hat Angst, Schrauben könnten sich lösen und die Gondeln aus dem Karussell schleudern. Das ist zwar schade, aber wie oft will man schon miteinander Achterbahn fahren? Ebenso unbedenklich: Martins Glühbirnenwechselzwang. Geht eine kaputt, muss er sie so schnell es geht austauschen. Einmal sah er erst spät am Abend, dass eine über unserem Esstisch geplatzt war und begann sofort nach Ersatz zu suchen. Weil wir den nicht hatten, klingelte er sogar bei den Nachbarn. Hätte mich nicht gewundert, wenn er in einer Notaktion zum Spätkauf gerannt wäre. Aber damit habe ich natürlich auch kein Problem.

Eine Sache, die mich hingegen richtig nervt: Martin kann selbst uraltes Brot nicht wegwerfen. Das klingt jetzt vielleicht erst mal nach einer löblichen Initiative gegen Lebensmittelverschwendung. Doch mit dem Brot, das Martin noch essen will, könnte man auch in der Dritten Welt nur noch jemanden erschlagen. Während ich also schon lange frischen Ersatz gekauft habe und es genießen will (was bitte schmeckt besser als frisches Brot?), sitzt mir ein Mann gegenüber, der an seinen alten Brocken nagt wie ein Kaninchen an einer Karotte. Das ist nicht nur unschön. In der Zeit, in der Martin Resteverwertung betreibt, wird das neue Brot wiederum alt.

Aber die schlimmste von Martins Macken ist seine Handy-Rechner-iPad-Sucht. Dreht man ihm zwei Minuten den Rücken zu – zack – checkt er Mails, SMS, entgangene Anrufe.

»Das nervt mich kolossal«, ärgere ich mich. Und Martin verspricht, ab jetzt darauf zu achten und sich zu bessern. Ich empfehle ihm eine Stopp-Therapie.

Wir albern über jede Macke herum. Und ich kann ihm

endlich von meiner einhundertelftägigen Therapie-Odyssee erzählen. Martin ist beeindruckt.

»Ich hatte ja nur gehofft, dass du mal in dich gehst und ein paar deiner Eigenarten hinterfragst. Wahnsinn, was du alles für mich auf die Beine gestellt hast.«

»Na ja, war ja nicht nur für dich. Also, am Anfang schon. Aber dann habe ich es vor allem für mich gemacht.«

»So oder so finde ich's super. Und was hat letztendlich am meisten gebracht?«

»Die Fahrschule natürlich und dann habe ich so einen Satz von dem Coach bekommen, der hilft mir, wenn ich mich mal wieder über Lärm oder wackelnde Füße aufrege.«

»Und wie lautet der?«, fragt Martin.

»Ich sitze am Fluss meiner Gedanken und springe nicht hinein.«

»Und *das* hilft dir?« Martin schaut, als hätte ich ihm gerade vorgeschlagen, die Wohnung rosa zu streichen.

»Ja, irgendwie schon. Tiefe Bauchatmung auch. Ich bin jetzt vielleicht nicht mackenfrei, aber ich habe bei allen Therapien etwas gelernt, viel über mich und wie ich eigentlich auf andere wirke erfahren.«

»Und mir ist in Australien auch etwas klargeworden«, sagt Martin. »Ich glaube, ich liebe dich nicht trotz, sondern wegen deiner Macken. Und deine Eigenarten haben mir gefehlt.«

»Ach, tatsächlich?«, frage ich lieber noch mal nach.

»Na, wie soll ich denn ohne sie meinen Beschützer- und Beruhigerinstinkt ausleben?« Ich schaue ihn ungläubig an.

»Mir hat deine Aufgeregtheit, deine Hysterie gefehlt, das Unberechenbare. Mein Fräulein Gaga.« Ich bin mir nicht sicher, wie ernst er das jetzt meint. Doch es ist mir egal. Er scheint es weiterhin mit mir aushalten zu wollen. Und ich es mit ihm.

»Gut, dass du meinst, mit meinen Macken leben zu können«, sage ich. »Aber ich habe mich in den vergangenen Wochen oft gefragt, ob ich eigentlich – so wie ich bin – mit mir selbst zusammen sein wollen würde. Ich glaube, die Antwort ist: Nicht immer. Ich will entspannter werden. Und ich arbeite daran.«

»Liegt deshalb ein Meditationskissen im Wohnzimmer?«, fragt Martin.

»Ja, und ich glaube, es hilft.«


Martin hat eine Flasche Crémant aus dem Kühlschrank geholt. Wir stehen uns gegenüber und prosten uns zu.

»Auf unsere Macken!«

»Deine Liste werde ich mir rahmen und aufhängen«, sage ich und lege sie auf den Tisch. Eine Ecke hängt schräg über der Kante. Aber das soll mir jetzt so was von egal sein. Doch während wir uns küssen, greift Martin nach dem Zettel und rückt ihn gerade. Wie schön, wenn man den richtigen Partner für sich und seine Macken gefunden hat.

# DANK

Ich danke Annemarie, Christiane und Daniela für ihre Freundschaft, ihre Gedankenanstöße und die mutige Teilnahme an meinen ersten Autofahrten, sowie meiner Agentin Michaela Röll, die nicht aufgehört hat, an das »Projekt Macken« zu glauben, selbst als ich damit schon abschließen wollte.

Ebenfalls eine große Hilfe waren die angenehm unaufgeregten und klugen Ratschläge meiner Lektorin Alexandra Kosian-Krishnabhakdi, die Kommentare meines schlauen Freundes Peter Wahle und der Kontrollblick von Mirko Morisse, der darauf geachtet hat, dass fachlich kein Quatsch in diesem Buch steht.

Und natürlich danke ich den Experten, die versucht haben, mir meine Macken auszutreiben – mal mehr, mal weniger erfolgreich. Manche von ihnen tauchen im Buch unter Pseudonym auf, entweder auf eigenen Wunsch – oder weil ich denke, dass es so besser ist.

Mein größter Dank aber geht an meinen Freund. Du bist der Beste und das Beste, was mir in meinem Leben bislang passiert ist. Wer mit so vielen Macken umgehen kann, und das auch noch ohne zu jammern, ist ohnehin ein Held.

Dr. Josephine Chaos
**Dann press doch selber, Frau Dokta!**
Aus dem Klinik-Alltag
einer furchtlosen Frauenärztin

Band 19634

»Ich schwöre: Ich bin lieb! Wirklich! Aber mit Nierenschalen
zu werfen – das geht dann doch ein bisschen zu weit. Also
schrei ich: ›Frau Pharma? FRAU PHARMA! Es reicht jetzt!
Pressen Sie mal, statt hier so rumzufurien!‹ Frau Pharma ist
das aber so was von egal! ›Ich press nich mehr, Frau Dokta!
Ich will JETZT ’nen Kaiserschnitt! Abba sofoooort!‹ Dann
wirft sie mir noch eine ganze Batterie von Schimpfwörtern an
den Kopf, deren Bedeutung ich erst googlen muss, bevor
sie – und JETZT wird es lustig – einfach aufsteht und davon-
stürmt …«

Erleben Sie die Klinik als verrücktes Großraumbüro –
mit strengen Oberschwestern, attraktiven Chefärzten
und vielen tollen Geburten!

Fischer Taschenbuch Verlag

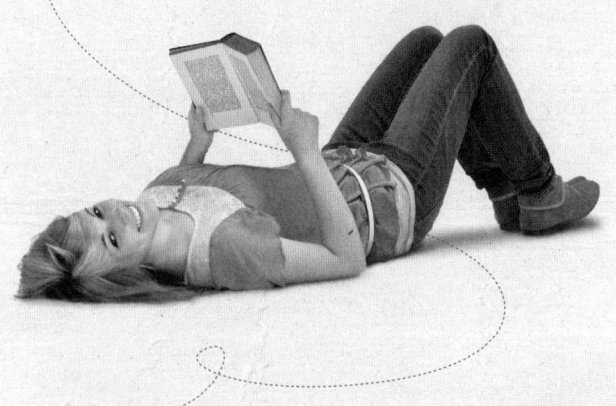
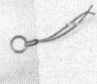